只有最好的选择

没有最好的药物

糖尿病治疗的效果取决于

血糖的长期控制

危险因素的干预

合理的药物选择

而不是盲目使用新药和贵药

愿此书的出版

能带给糖尿病患者经济而又理想的治疗效果

糖尿病合理治疗答疑

（第2版）

主　编　马建林　顾申红　马向杰
副主编　曹　琰　陈道雄　王新军
编　委　（按姓氏笔画排序）

王　栋　王青山　王国敏　韦迎娜
云　电　文　朝　卢思稼　叶胜业
白　敏　刘文举　杨淑萍　余　成
陈小紫　陈传靖　林　庄　罗苑瑜
周有华　唐庆业

中国出版集团
世界图书出版公司
西安　北京　广州　上海

图书在版编目（CIP）数据

糖尿病合理治疗答疑/马建林，顾申红，马向杰主编. —2 版.
—西安：世界图书出版西安有限公司，2016.7（2019.9 重印）
ISBN 978 - 7 - 5192 - 1428 - 9

Ⅰ.①糖…　Ⅱ.①马…②顾…③马…　Ⅲ.①糖尿病—防治
—问题解答　Ⅳ.①R587.1 - 44

中国版本图书馆 CIP 数据核字（2016）第 116286 号

Tangniaobing Heli Zhiliao Dayi
糖尿病合理治疗答疑

主　　编	马建林　　顾申红　　马向杰	
策划编辑	马可为	
责任编辑	王梦华　　马可为	

出版发行　世界图书出版西安有限公司
地　　址　西安市高新区锦业路 1 号都市之门 C 座
邮　　编　710065
电　　话　029 - 87214941　87233647（市场营销部）
　　　　　029 - 87234767（总编室）
网　　址　http://www.wpcxa.com
邮　　箱　xast@wpcxa.com
经　　销　全国各地新华书店
印　　刷　陕西金德佳印务有限公司
开　　本　787 mm×1092 mm　1/16
印　　张　12.75
字　　数　145 千字

版　　次　2016 年 7 月第 2 版
印　　次　2019 年 9 月第 2 次印刷
书　　号　ISBN 978 - 7 - 5192 - 1428 - 9
定　　价　28.00 元

前 言 Preface

　　近年来，随着我国老龄化进程加快、经济的增长以及国内医疗投入不足等因素，使得糖尿病患者数仍在不断增加。糖尿病是一种严重危害人体健康的重要非传染性慢性疾病，该病的特点是急、慢性并发症多，尤其是其慢性并发症累及多个器官，致残、致死率高，严重影响患者的身心健康，并给个人、家庭和社会带来沉重的负担。

　　糖尿病是人体内最为常见的代谢异常综合征，它与心血管疾病、脑血管疾病、血脂异常以及肥胖等密切相关。我们在 2008 年出版了《糖尿病合理治疗答疑》，在读者中的反响很好，并不断收到广大读者来信要求再版。与此同时，近 8 年来，大规模临床药物试验尤其是国际多中心药物临床试验纷纷得到新的结果，各种指南也不断推出，致使第 1 版内容已显陈旧。为此，我们参阅了《中国 2 型糖尿病防治指南》（2013年版）、《中国慢性疾病防治基层医生诊疗手册·糖尿病分册》（2015 年版）、《2016 年美国糖尿病协会糖尿病医学诊疗标准》，以及有关的国际多中心药物临床试验数据资料，更新补充了部分内容，并增加了"糖尿病的并发症、合并症及其防治"章节，对第 1 版的内容进行重新修订，尤其是对于广大患者关注的饮食结构、生活方式、最新药物及预防措施等进行了补充和更新，增加了胰岛素泵的应用等最新内容，使本书更加贴近患者的实际需求，并且更加新颖。此外，在文字表达方面也进行了修改，使内容更加通俗易懂。

　　本书以增加读者糖尿病的防治知识为前提，以控制糖尿病患病率上升趋势、减少并发症、提高患者生存率、改善生存质量为目的。着重从预防为主出发，强调加大社会健康教育宣传力度，对于重点人群继续强调糖尿病的三级管理，特别是运用健康教育和个体化指导的方式，使患者掌握防治知识和技能，以最新的方式进行自我管理。

本书尽量以通俗易懂的方式描述糖尿病的知识，适用于糖尿病患者及其家属和关注健康的普通读者阅读，也适用于医护、营养、糖尿病教育、卫生管理等专业人员学习。希望本书能为广大糖尿病患者的生活健康、生存质量带来一定的益处，并继续为我国糖尿病的防治及医学继续教育工作带来一定的帮助。

由于作者水平有限，书中纰漏之处在所难免，恳请读者批评指正。

马建林

2016 年 4 月于海口

目　录 Contents

第一章　糖尿病的一般概念

第二章　糖尿病的临床表现

第四章　糖尿病的预防

第五章　糖尿病的治疗

第六章　糖尿病的并发症、合并症及其防治

第七章　糖尿病的健康教育

阅读说明

1. 为便于读者阅读，同时兼顾临床的应用习惯，本书保留了部分英文剂量单位及英文缩略语。现做如下解释说明。

英文	中文
g	克
kg	千克
μg	微克
L	升
ml	毫升
μl	微升
min	分钟
mmol/L	毫摩尔/升
mmHg	毫米汞柱
μg/min	微克/分钟
kg/m^2	千克/平方米
U	单位
kcal	千卡
BMI	体重指数
HbA1c	糖化血红蛋白
HDL-C	高密度脂蛋白胆固醇
LDL-C	低密度脂蛋白胆固醇
TG	三酰甘油
pH	酸碱度
ACEI	血管紧张素转化酶抑制剂
ARB	血管紧张素受体阻滞剂

2. 目前表示热量的法定单位为焦（J），但考虑到一般读者的阅读习惯，本书保留了原来使用的热量单位卡（cal），两者之间的换算公式为：1cal = 4.184J

3. 本书中碳水化合物即为糖类（虽然有些碳水化合物并非糖类，但考虑到普通读者的使用习惯，故仍采用碳水化合物这一说法）。

第一章

糖尿病的一般概念

- 糖尿病是一种慢性代谢性疾病，是由于遗传和环境因素的相互作用，导致体内胰岛素绝对或相对分泌不足，以及靶组织细胞对胰岛素敏感性降低，从而引起葡萄糖、蛋白质、脂肪、水和电解质等一系列代谢紊乱的综合征，其中以高血糖为主要标志。

- 糖尿病可分为4种类型，包括1型糖尿病、2型糖尿病、其他特殊类型糖尿病和妊娠糖尿病。

- 1型糖尿病显著的病理生理学特征是分泌胰岛素的胰岛β细胞数量显著减少和消失。2型糖尿病显著的病理生理学特征为胰岛素调控葡萄糖代谢的能力下降，伴随胰岛β细胞功能缺陷所导致的胰岛素分泌减少。

- 糖尿病的自然病程因类型而异，起病可急可缓，进展快慢不一，但一般可分为糖调节正常、糖调节受损（糖尿病前期）和糖尿病3个阶段。

- 糖尿病发病的危险因素包括遗传因素、环境因素、肥胖、久坐生活方式等。

1 什么叫糖尿病？

糖尿病是一种常见的慢性代谢性疾病，是由遗传和环境因素的相互作用，导致体内胰岛素绝对或相对分泌不足，以及靶组织细胞对胰岛素敏感性降低，引起葡萄糖、蛋白质、脂肪、水和电解质等一系列代谢紊乱，进而导致多系统损害，尤其是引起眼、肾、神经、心脏、血管等组织器官慢性进行性病变、功能减退及衰竭，其中以高血糖为主要标志。典型的临床表现为"三多一少"症状，即出现多尿、多饮、多食、消瘦等症状，中医称之为"消渴"。

随着人们物质条件的改善、生活水平的提高，以及人口老龄化，高血压、血脂质代谢紊乱和肥胖发生率的增加，加之运动的缺乏，糖尿病的发病率呈逐年上升趋势，2 型糖尿病患者占绝大多数。

2 糖尿病分哪几种类型？各类型有什么特点？

按照 1999 年世界卫生组织（WHO）的分类方法，糖尿病可分为 4 种类型，包括 1 型糖尿病、2 型糖尿病、其他特殊类型糖尿病和妊娠糖尿病。

（1）1 型糖尿病：主要指胰岛 β 细胞破坏导致胰岛素绝对不足引起血糖升高的一类疾病。多数为青少年发病，症状较为明显，易出现糖尿病酮症酸中毒，多数需要胰岛素治疗。1 型糖尿病又可分为免疫介导性（1A 型）与特发性（1B 型）糖尿病两种亚型。①1A 型：多数患者起病初期都需要胰岛素治疗，待糖代谢恢复正常后可能有数月时间需要胰岛素治疗，但剂量很小，即所谓"蜜月期"，这是由于 β 细胞功能得到了部分恢复。多数 1A 型患者基础胰岛素、C 肽水平均低，葡萄糖刺激后胰岛素、C 肽分泌曲线呈低平，胰岛 β 细胞自身免疫抗体可呈阳性。②1B 型：β 细胞功能明显减退甚至衰竭，β 细胞自身免疫抗体阴性，诊断时需排除单基因突变糖尿病（根据有无基因突变情况，将由某一基因突变引起的糖尿病称为单基因突变糖尿病）。1 型糖尿病患病率明显低于 2 型糖尿病。现在已知世界不同地区 1 型糖尿病的发病情况差异甚大，北欧国家最高，东南亚国家相对较低。近年来，世界各地 1 型糖尿病发病率有逐年增加的趋势，但增加速度不及 2 型糖尿病。流行病学调查表明，1 型糖尿病发病率与季节和病毒性疾病流行相关，提示 1 型糖尿病的发病可能与病毒感染有关。下表显示 20 世纪 90 年代部分国家或地区 1 型糖尿病的发病状况。

20 世纪 90 年代不同国家或地区的 1 型糖尿病发病率（/10 万）

国家或地区	芬兰	瑞典	挪威	美国	苏格兰	日本	中国
发病率	35.5	22.6	17.6	15.8	13.8	1.5	0.7

（2）2 型糖尿病：为一组异质性疾病（即个体差异较大的疾病），可发生在任何年龄，但多见于成年，常在 40 岁以后发病；起病慢，症状轻，有半数以上无症状，不少患者是因慢性并发症、伴发病或仅于健康检查时才被发现；常有家族史，不易发生糖尿病酮症酸中毒，但在应激、严重感染、中断治疗等诱因情况下也可发生。临床上与肥胖、血脂异常、高血压等同时或先后发生。由于诊断时所处的疾病病程不同，其胰岛 β 细胞功能表现差异较大，胰岛素水平可表现为升高、正常或降低。因此，2 型糖尿病主要指因胰岛素抵抗及（或）胰岛素分泌相对不足导致血糖升高的一类疾病。2 型糖尿病的特点为：①患病率急剧上升，估计近 50 年内 2 型糖尿病剧增的趋势仍难以缓解。世界卫生组织 2013 年统计全球 20～79 岁成年人的患病率为 8.3%，糖尿病人数达 3.82 亿，预测 2035 年全球糖尿病患者数近 5.92 亿。目前糖尿病患者人数最多的前 3 位国家为印度、美国和中国。②2 型糖尿病是糖尿病人群的主体，约占到糖尿病患者的 90%。③发病年龄年轻化。不少国家儿童 2 型糖尿病已占糖尿病儿童的 50%～80%，儿童 2 型糖尿病问题已引起人们极大的关注。④存在大量血糖升高但未达到糖尿病诊断标准者即糖尿病前期人群。他们的空腹血糖、餐后 2 小时血糖或服糖后 2 小时血糖介于正常血糖与糖尿病诊断标准之间。目前学界倾向于把这类人称为糖调节受损者。糖调节受损者是糖尿病患者的潜在患者群，数量大，这预示着糖尿病暴发性流行的趋势还在继续发展。⑤各地发病情况有明显差异。世界各国 2 型糖尿病的患病率有很大差异，从不足 0.1% 至 40%。患病率最高的地区和种族分别是太平洋岛国瑙鲁和美国皮玛印地

安人。发病率增加最快的是由穷到富急剧变化着的发展中国家。

（3）其他特殊类型糖尿病：主要指非 1 型或 2 型糖尿病，又与妊娠无关的糖尿病，包括胰腺疾病或内分泌疾病引起的糖尿病、药物引起的糖尿病以及遗传疾病伴有的糖尿病等。其他特殊类型的糖尿病虽然病因复杂，但占糖尿病患者总数不到 1%，某些类型的糖尿病是可以随着原发疾病的治愈而缓解的。单基因突变糖尿病是特殊类型糖尿病中最主要的类型之一，它又分为许多类型，主要包括新生儿糖尿病和成人起病型青少年糖尿病，以后者最为常见。目前新生儿糖尿病已经发现了 21 种，成人起病型青少年糖尿病发现了 13 种，以后还会陆续发现新的致病基因和类型，还有些少见类型，如线粒体突变型等。

（4）妊娠糖尿病：妊娠糖尿病是指妊娠中、末期发生或者发现的糖尿病，一般只有轻度无症状性高血糖，以餐后血糖升高为甚。妊娠糖尿病妇女分娩后血糖一般可恢复正常，但未来发生 2 型糖尿病的风险显著增加，故妊娠糖尿病患者应在产后 6 ~ 12 周筛查糖尿病，并长期追踪观察。妊娠是糖尿病的高发时期，发病率超出人们的预期，而且会对母子的平安造成威胁，应给予高度重视。

3　什么是 1 型糖尿病？

1 型糖尿病过去又称青少年发病型糖尿病或胰岛素依赖性糖尿病，其显著的病理生理学和病理学特征是胰岛 β 细胞受到细胞介导的自身免疫反应的破坏，数量显著减少和消失，导致胰岛素分泌显著下降或缺失。在糖尿病中 1 型糖尿病患者数不超过 10%，常发生于 30 岁以前，儿童和青少年多见，但也可发生于任何年龄。此型糖尿病往往起病急、血糖高、病情起伏波动大且不易控制，体型消瘦，起病时血清中可存在多种自身抗体，如谷氨酸脱羧酶抗体、胰岛素细胞抗体、胰岛抗原抗体等，常须终生用胰岛素治疗。病因是由于胰岛 β 细胞受到破坏，造成胰岛素的合成和分泌障碍。β 细胞损伤的原因可为自身免疫性破坏，有部分患者 β 细胞损伤的原因不清楚。患者每日胰岛素分泌量很少或几乎不分泌胰岛素，空腹血清胰岛素的基值及葡萄糖刺激后的峰值均明显低于正常，提示胰岛素分泌绝对不足。

4 什么是 2 型糖尿病?

2 型糖尿病以前也称成人发病型糖尿病或非胰岛素依赖性糖尿病,病因和发病机制目前亦不明确。显著的病理生理学特征为胰岛素调控葡萄糖代谢能力的下降(胰岛素抵抗),伴随胰岛 β 细胞功能缺陷所导致的胰岛素分泌减少(或相对减少)。多在 40 岁之后发病,占糖尿病患者的 90% 以上,随着生活水平的提高,近年来在儿童中的发病率也有升高的趋势。2 型糖尿病患者体内产生胰岛素的能力并非完全丧失,有的患者体内胰岛素甚至产生过多,但胰岛素的作用效果却大打折扣,因此患者体内的胰岛素水平是一种相对缺乏的状态。此型糖尿病患者的病情一般较缓和,有的患者甚至自觉十分健康,仅在体检中发现。此型患者治疗以运动和饮食控制为主或加用口服降糖药刺激体内胰岛素的分泌,早期一般不需要用胰岛素治疗,但必要时也需注射胰岛素来控制血糖。然而,到后期有部分患者因胰岛 β 细胞功能衰退必须进行胰岛素治疗才能控制血糖。

5 怎样区分 1 型和 2 型糖尿病?

仅根据血糖水平并不能区分是 1 型还是 2 型糖尿病。目前区别 1 型糖尿病和 2 型糖尿病主要是根据临床特征。

1 型糖尿病具有以下特点:①发病年龄通常小于 30 岁;②起病迅速;③中度至重度的临床症状;④体重明显减轻;⑤体型消瘦;⑥常有酮尿或酮症酸中毒。

2 型糖尿病多见于中老年人,体型偏胖,起病隐匿,往往无症状,如果无感染等情况,一般不发生酮症酸中毒。

1 型糖尿病和 2 型糖尿病的鉴别要点见下表。

1 型糖尿病和 2 型糖尿病的鉴别要点

鉴别点	1 型糖尿病	2 型糖尿病
起病	急性起病	起病隐匿
临床特点	起病年龄 <30 岁，体型多不胖 烦渴、多饮、多尿、体重下降等症状明显	起病年龄多 >40 岁，体型多肥胖 症状多不明显，常合并黑棘皮病、多囊卵巢综合征、脂肪肝、高三酰甘油血症
遗传倾向	多无糖尿病家族史	较强的 2 型糖尿病家族史
酮症	自发酮症倾向或糖尿病酮症酸中毒	通常没有自发酮症
C 肽	低或缺乏	正常或升高
免疫学标志物（ICA，GAD）	常阳性	阴性
治疗	依赖胰岛素	生活方式调节、口服降糖药或胰岛素
其他自身免疫性疾病	常合并	多无

ICA = 胰岛细胞抗体。GAD = 谷氨酸脱羧酶抗体

6 什么是特殊类型糖尿病？

特殊类型糖尿病是病因学相对明确的糖尿病，随着对糖尿病发病机制研究的深入，特殊类型糖尿病的种类会逐渐增加。目前主要有如下几种。

（1）胰岛 β 细胞功能遗传性缺陷，如新生儿糖尿病、成人起病型青少年糖尿病和线粒体基因突变糖尿病。

（2）胰岛素作用遗传性缺陷，如胰岛素受体突变。

（3）胰腺外分泌疾病，如慢性胰腺炎、胰腺囊性纤维化引起的糖尿病。

（4）内分泌疾病，如肢端肥大症、库欣综合征等伴发的糖尿病。

（5）药物和化学品所致糖尿病：糖皮质激素、α - 干扰素、二氮嗪等。

（6）感染所致糖尿病，如巨细胞病毒感染等。

（7）不常见的免疫介导糖尿病，如由抗胰岛素受体抗体引起的糖

尿病、僵人综合征伴发的糖尿病等。

（8）其他与糖尿病相关的遗传综合征，如唐氏综合征、特纳综合征等。

7 应关注糖尿病病史中的哪些情况？

（1）有无糖尿病、高血压、高血脂、肥胖家族史，如果有家族史，应说明亲属关系，尤其是家族中有无 25 岁以前发病的糖尿病患者或耳聋患者。

（2）女性患者有无多胎妊娠、巨大胎儿、死胎史或妊娠糖尿病史。

（3）有无避孕药、肾上腺皮质激素、噻嗪类利尿剂或干扰素等长期用药史。

（4）有无皮质醇增多症、肢端肥大症、嗜铬细胞瘤、甲状腺功能亢进、慢性胰腺炎等病史。

8 糖尿病的现状及其特点是什么？

2007—2008 年，我国按世界卫生组织的糖尿病标准调查显示，我国 20 岁以上居民糖尿病患病率为 9.7%，糖尿病现患患者数约 9240 万。据国际糖尿病联盟统计，2013 年全世界糖尿病患病人数达 3.82 亿，较 2010 年的 2.85 亿增加了 30% 以上。全世界糖尿病 80% 分布在中等和低收入国家。2010 年上海的瑞金医院和中国疾病预防控制中心联合开展的另一项调查显示，按照美国糖尿病协会的最新标准，我国成人糖尿病患病率为 11.6%，预计糖尿病患者人数为 1.14 亿人，更为严重的是我国约有 60% 的糖尿病患者未被诊断。目前，我国糖尿病的患者人数正在迅速增加。

我国糖尿病流行有以下特点：①我国糖尿病患者中，以 2 型糖尿病为主，占 90.0%，1 型糖尿病占 5.0%，其他类型糖尿病占 0.7%，城市妊娠糖尿病的患病率接近 5.0%。②经济发达程度与糖尿病患病率有关，发达地区的糖尿病患病率明显高于不发达地区，城市高于农村。2007—2008 年全国性调查 20 岁以上成人糖尿病患者中，新诊断的糖尿病患者占总数的 60%，尽管较过去有所下降，但远高于发达国家（美国约 48%）。③男性、低教育水平是糖尿病的易患因素。在 2007—2008 年的调查中，在调整其他危险因素后，男性患病风险比女性增加 26%，而文化程度在大学以下的人群糖尿病发病风险较大学以上文化程度者增加了 57%。④我国 2 型糖尿病患者平均体重指数（英文简称为 BMI，指体重除以身高的平方）约为 $25kg/m^2$，而白种人糖尿病患者平均体重指数超过 $30kg/m^2$。与此相应的是，中国 2 型糖尿病患者的胰岛细胞功能可能更差，更易出现胰岛 β 细胞衰竭；餐后高血糖比例高，在新诊断的糖尿病患者中，单纯餐后血糖升高者占到近 50%。⑤近年来 20 岁以下的人群中 2 型糖尿病患病率明显升高。⑥糖尿病并发心脑血管疾病常见。由于我国糖尿病患者平均病程短，特异性并发症如糖尿病视网膜病变和糖尿病肾病是未来巨大的挑战。

糖尿病是一种常见的内分泌代谢性、全身性疾病，随着人们生活方式的改变和社会老龄化进程的加速，我国糖尿病已成为继心脑血管疾病、肿瘤之后的另一个严重危害人体健康的重要慢性非传染性疾病，该病可出现急、慢性并发症，尤其是慢性并发症累及全身多个器官，致残、致死率极高，给个人、家庭和社会带来沉重负担。需要注意的是，目前我国糖尿病患者的检出率、知晓率和控制率均较低，科学防治知识尚未普及，疾病的管理水平与卫生服务需求之间也存在较大的距离。因此，加强健康教育，提高健康意识，积极采取健康的生活方式是预防糖尿病的关键。

❾ 糖尿病会带来怎样的经济负担？

1999 年，世界卫生组织和国际糖尿病联盟共同提出世界糖尿病日的宣传口号是"糖尿病的代价"（The Cost of Diabetes），旨在引起各国政府和社会各界人士的重视。

根据美国糖尿病协会公布的数据，2012 年全世界糖尿病患者总花费为 2450 亿美元，这个数据较 5 年前上升了 41%。

美国医疗成本研究所报道，糖尿病患者每年的人均医疗开支比非糖尿病患者的开支至少增加 1 万美元。2013 美国糖尿病患者的人均医疗开支为 1.5 万美元，而非糖尿病患者的人均开支仅为 4305 美元。报告同时声称，2013 年美国糖尿病患者人均医疗支出较上一年增加了 4%，2013 年为 14 999 美元，而 2012 年为 14 404 美元；非糖尿病患者 2013 年为 4305 美元，而 2012 年为 4146 美元。

糖尿病患者的医疗费用与其血糖控制的好坏直接相关。糖化血红蛋白（HbA1c，其概念为葡萄糖与红细胞内的血红蛋白之间形成的稳定糖基化产物）大于 7% 者，每增加 1%，医疗费用就增加数百美元。费用的增加主要是受并发症的影响，特别是心脏病和高血压。

中国目前没有非常详细的全面调查，但根据过去的调查，糖尿病治疗的花费也是相当大的。根据 2002 年我国一项关于 11 个城市的糖尿病治疗费用调查结果推算，治疗糖尿病及其并发症的直接医疗费为 188.2 亿元，占总卫生费用的 3.95%，其中有并发症者的直接医疗费为 152.4 亿元，占 81%；无并发症者的医疗成本为 35.8 亿元，占 19%。在住院患者中，有并发症和无并发症的 2 型糖尿病患者平均花费分别为 1.65 万元和 0.49 万元。另一项调查表明，5 年中糖尿病患者人均总住院费用从 1995 年的 2382 元增长到 1999 年的 4847 元，5 年内总费用、药费、检查费和床位护理费分别增长了 103.4%、82.3%、151.7% 和 128.4%。

因此，糖尿病及其并发症会给患者及其家庭，乃至全社会都带来沉重的负担。强化血糖持续达标对减少糖尿病相关并发症非常重要，具有重要的经济学意义。

⑩ 糖尿病的自然病程怎样？

糖尿病的自然病程因类型而异。起病可急可缓，进展快慢不一，但一般可分为糖调节正常、糖调节受损（糖尿病前期）和糖尿病 3 个阶段，其中后两者是糖尿病发病的两个不同阶段。

（1）糖调节受损：此阶段指个体由血糖调节正常发展为糖调节受损，血糖升高但尚未达到或超过糖尿病诊断标准的时期，表现为空腹血糖受损或糖耐量受损。就 1 型及 2 型糖尿病而言，此阶段的患者体内存在导致糖尿病的遗传缺陷，患者发生糖尿病的易感性增加，致使 2 型糖尿病患者早期即有胰岛素分泌和胰岛素作用的缺陷，1 型糖尿病患者早期即有自身免疫性异常。

目前已有多种检测手段初步在人群中检出了一些高危人群，他们具有与发生糖尿病有关的遗传及环境因素。在此阶段采取干预措施（一级预防）可防止高危者发病，亦可防止已进入糖调节受损期即糖尿病前期者进一步发展成为糖尿病。

（2）糖尿病：糖尿病阶段包括 3 种情况。①糖尿病尚无并发症或伴发病：处于此阶段的患者血糖水平已超过糖尿病的诊断标准，但尚未出现并发症或伴发病。此时将血糖控制在接近正常的理想水平就有可能预防并发症或伴发病的发生（二级预防）。②糖尿病伴并发症或伴发病：此阶段的患者已有一种或数种并发症或伴发病，但尚无明显器官功能障碍。这时应积极治疗并发症，尽可能改善患者的生存质量，降低致残、致死率（三级预防）。③糖尿病致残和致死：这是糖尿病患者的终末阶段。

糖尿病发病的危险因素有哪些?

1 型糖尿病及 2 型糖尿病均有遗传及环境因素的参与。近年来糖尿病患病率剧增主要是指 2 型糖尿病的患病率快速增加。体力活动减少及（或）能量摄入增多而致肥胖（总体脂或局部体脂增多），肥胖是 2 型糖尿病患者最常见的危险因素。其他 1 型及 2 型糖尿病的危险因素见下表。

糖尿病的危险因素

1 型糖尿病	2 型糖尿病
·遗传易感性	·遗传易感性
·自身免疫	·城市化
·病毒感染	·老龄化
·牛乳喂养	·生活方式改变（体力活动减少、能量摄入增多及生活节奏的加快）
·药物及化学物	·肥胖和超重（总体脂增多或腹内体脂相对或者绝对增多）
	·胎儿及新生儿期营养不良
	·吸烟、药物及应激（可能）

12　成年人中哪些人属于糖尿病高危人群？

具有下列任何一个及一个以上的糖尿病危险因素者：

（1）年龄≥45岁。

（2）有糖调节受损史。

（3）超重［体重指数（BMI）≥24kg/m²］或肥胖（BMI≥28kg/m²）和（或）中心型肥胖（男性腰围≥90cm，女性腰围≥85cm）。

（4）静息生活方式（缺乏运动）。

（5）一级亲属中有2型糖尿病家族史。

（6）有巨大儿（出生体重≥4kg）生产史或妊娠糖尿病史。

（7）高血压［收缩压≥140mmHg和（或）舒张压≥90mmHg］，或正在接受降压治疗。

（8）血脂异常［高密度脂蛋白胆固醇（HDL-C）≤0.91mmol/L、三酰甘油（TG）≥2.20mmol/L］，或正在接受调脂治疗。

（9）动脉粥样硬化性心血管疾病患者。

（10）有一过性类固醇糖尿病病史者（接受糖皮质激素治疗后出现的糖尿病）。

（11）多囊卵巢综合征患者。

（12）长期接受抗精神病药物和（或）抗抑郁药物治疗的患者。

在上述各项中糖调节受损者是最重要的2型糖尿病高危人群。

13　超重新生儿易患糖尿病吗？

既往认为肥胖、胎儿和新生儿营养不良易发生糖尿病，但是最近研究发现，出生时体重大，当超过4kg时，也容易患糖尿病，这是一个值得注意的问题。按照这一观点，超重的新生儿就属于糖尿病的高危人群。如果遇到这样的儿童，家长要多加注意，尤其是孩子出现食量增大、饮水和排尿增多，体重下降时，要尽快到医院及时检查，做到早发现、早治疗。

儿童糖尿病多见于肥胖儿或有糖尿病家族史者，多在10～14岁发病，也有更早的病例报道。糖尿病的发病率正在逐年上升，并呈现低龄化的特点。儿童糖尿病容易影响孩子的生长发育，还会使免疫力下降。

儿童糖尿病的发生主要有两方面原因：一是糖尿病的遗传基因，二是环境因素。例如，妇女在怀孕期间感染风疹或其他病毒，有可能使婴幼儿患糖尿病；但更主要的是环境因素的作用，如脂肪和糖类摄入过多、缺乏运动以及学习压力大等。

预防儿童糖尿病最关键的还是改变生活方式，养成良好的饮食习惯，尽量避免高热量、高脂肪食物的摄入。麦当劳、肯德基不是儿童的好去处，汉堡包、油炸食品、含糖饮料、各式糖果等也要少吃或不吃。近年来有报道牛奶喂养与1型糖尿病有明显相关性，过早、过多摄入牛乳制品可增加1型糖尿病的发生危险，因此有学者提出，牛乳可能是一种1型糖尿病的触发因子。建议多吃新鲜蔬菜、水果、瘦肉、鱼类和杂粮等食品。通过合理膳食、控制体重、适当运动，可明显减少或推迟高危儿童糖尿病的发生。

14 什么叫代谢综合征？

代谢综合征原称"X综合征"，是一个叫列文（Reaven）的学者于20世纪80年代末提出的概念。他发现随着人们生活水平的提高，许多原有的疾病，尤其是传染性疾病，逐渐被肥胖、高血压、冠心病、脑血管病等慢性非传染性疾病所取代，这些疾病常同时存在，有共同的致病基础，他把这组疾病称为"X综合征"。他的观点很快被大家接受。因为X综合征包括许多代谢紊乱，后来人们就把X综合征改名为"代谢综合征"。目前代谢综合征的定义是指在个体中多种代谢异常情况同时存在的现象，这些异常包括：糖尿病或糖调节受损、高血压、血脂紊乱[指高三酰甘油血症及（或）低高密度脂蛋白胆固醇血症]、全身或腹部肥胖、高胰岛素血症伴胰岛素抵抗、微量白蛋白尿、高尿酸血症及高纤溶酶原激活抑制物等。这些代谢异常大多为动脉粥样硬化性心血管疾病的危险因素，故代谢综合征患者是心血管疾病的高危人群。代谢综合征的主要病理生理机制是胰岛素抵抗。

15 如何认识代谢综合征的风险？

代谢综合征是一组与心血管疾病和 2 型糖尿病密切相关的危险因素。其中肥胖和胰岛素抵抗是代谢综合征的基本危险因子。两者关系密切，肥胖导致胰岛素抵抗，而胰岛素抵抗又通过改变脂肪组织对胰岛素的敏感性造成肥胖。运动量减少、年龄增加以及内分泌和遗传因素是加剧代谢综合征病情进展的主要危险因子。

目前研究已证实代谢综合征可以增加动脉粥样硬化性心血管疾病和 2 型糖尿病的风险，与无代谢综合征的患者相比，代谢综合征使动脉粥样硬化性心血管疾病的风险增加 2 倍，2 型糖尿病的风险增加 5 倍。国外有学者提出，代谢综合征的总体危险超过了各危险因素叠加的总和。因此，我们应高度重视代谢综合征的总体风险。对于代谢综合征患者，应当积极进行生活方式的干预，包括减重、增加运动量及调节饮食，以及更细致的短期风险评估等。

16 什么叫肾糖阈？

在正常情况下，肾小球滤液中含有一定量的葡萄糖，但绝大部分又被肾小管重吸收，故正常人尿中只含微量葡萄糖，常规检查检测不到，所以尿糖是阴性。肾小管吸收葡萄糖的能力有一定限度，当血糖超过这一限度时，肾小球滤液中葡萄糖的量就增加，使尿中排泄的葡萄糖也随着增加，结果产生尿糖阳性。正常人血糖超过 8.9 ~ 10.0mmol/L 时，即可查出尿糖，这一血糖水平称为肾糖阈。极少数正常人、老年人和糖尿病肾病患者往往血糖已超过 10.0mmol/L，甚至达到 16mmol/L 时，尿糖仍然为阴性，这就是肾糖阈升高所致；相反在妊娠期或肾性糖尿病患者，血糖低于 8.9mmol/L 时，仍会出现尿糖阳性，这是肾糖阈降低所致。

肾糖阈正常的糖尿病患者，可以通过检测尿糖，粗略地估计血糖的高低；但肾糖阈异常者，则不能依赖尿糖来判断血糖确切的水平。肾糖阈降低可能是糖尿病肾病的早期表现，肾糖阈降低或升高与糖尿病预后的确切关系目前还不是很清楚。

17 胰岛素是怎样分泌的？受哪些因素影响？

胰岛素在胰腺的胰岛 β 细胞中合成，再分泌到 β 细胞外，进入血液循环中。胰岛 β 细胞中通常储备胰岛素约 200U，每天分泌 40～50U。空腹时，血浆胰岛素浓度是 5～15U／ml。进餐后血浆胰岛素水平可增加 5～10 倍。胰岛素的生物合成速度受血浆葡萄糖浓度的影响，当血糖浓度升高时，胰岛 β 细胞中胰岛素合成加速。胰岛素是与 C 肽以相等分子分泌进入血液的。胰岛素在血浆的半衰期约 4 分钟，而 C 肽可达 30 分钟，因此测定 C 肽更能反映胰岛 β 细胞功能，尤其是使用胰岛素治疗的患者，其血清中可能存在胰岛素抗体，从而影响血胰岛素水平的测定，在这种情况下通过测定血浆 C 肽水平，能更准确地了解内源性胰岛素分泌状态。

胰岛素的分泌可受以下因素影响：①血糖浓度是影响胰岛素分泌的最重要因素。②进食含蛋白质较多的食物后，血液中氨基酸浓度升高，如精氨酸、赖氨酸、亮氨酸和苯丙氨酸均可刺激胰岛素的分泌，使胰岛素分泌增加。③进餐后胃肠道激素增加，也可促进胰岛素分泌，如胃泌素、肠促胰素、胰泌素等都可刺激胰岛素分泌。④自主神经功能状态可影响胰岛素分泌，如交感神经兴奋时可抑制胰岛素分泌，迷走神经兴奋时可促进胰岛素分泌。

18 胰岛素有什么作用？

胰岛素的主要作用是控制体内葡萄糖、蛋白质、脂肪三大营养物质的代谢和贮存，其作用的靶细胞主要在肝细胞、脂肪细胞、肌肉细胞、血细胞、肺脏和肾脏等部位的细胞以及睾丸细胞等。

（1）对葡萄糖代谢的影响：加速葡萄糖的利用，抑制葡萄糖的生成，使血糖降低。①胰岛素能促进葡萄糖由细胞外转运到细胞内，有助于组织细胞对葡萄糖的利用；同时又可加速葡萄糖的酵解和氧化，并促进肝糖原和肌糖原的合成和贮存。②抑制葡萄糖的生成，能抑制肝糖原分解为葡萄糖，以及抑制甘油、乳酸和氨基酸转变为糖原，减少糖异生（非糖物质转变为糖的过程叫作糖异生）。

（2）对脂肪代谢的影响：促进脂肪的合成和贮存，抑制脂肪的分解。胰岛素能抑制脂肪分解，并促进糖的利用，从而抑制酮体产生，纠正酮症。

（3）对蛋白质代谢的影响：促进蛋白质的合成，阻止蛋白质的分解。

19 正常人的血糖每天有什么变化？

在正常情况下，血中葡萄糖保持一定范围内的动态平衡，故血糖含量相对稳定，以保证组织细胞的正常葡萄糖代谢。

正常人进餐后，一般在 1 小时后血糖升高达 7.8 ~ 8.9mmol/L，最高不超过 10.0mmol/L。因为进餐后葡萄糖从肠道吸收逐渐增多，使血糖升高，从而刺激胰岛 β 细胞分泌胰岛素，胰岛素通过抑制肝糖原的分解，减少糖异生，促进葡萄糖转变为肝糖原和进入肌肉、脂肪等组织，加速血糖的利用，故使饭后血糖不至过度升高；餐后 2 小时，血糖及血浆胰岛素又开始下降至餐前水平。

为什么正常人空腹时不出现低血糖，而使血糖维持在正常范围（正常人空腹血浆中血糖为 3.9 ~ 6.1mmol/L）。因为空腹时血糖较低，不刺激胰岛 β 细胞分泌，结果使胰岛素分泌减少，而胰高血糖素分泌却增加，从而促进肝糖原的分解及糖异生，使血糖增加，从而保证了人体血糖在一定范围内的稳定，有利于重要器官——如脑组织——得到充分的血糖供应。

正常人血糖主要依靠肝脏、激素及神经系统三者的调节，能保持在一定范围内，空腹血糖 3.9 ~ 6.1mmol/L，餐后 2 小时血糖不超过7.8mmol/L；反之，则需考虑存在糖代谢异常或糖尿病。

20 糖尿病患者为何会出现高血糖？

糖尿病患者主要是因为胰岛素分泌减少和胰岛素活性不足以及组织

细胞对胰岛素的敏感性下降即胰岛素抵抗，使葡萄糖利用减少和肝糖输出增多。

（1）由于胰岛素分泌减少和（或）组织细胞存在胰岛素抵抗，使葡萄糖在肝脏、肌肉及脂肪组织内氧化利用减少：①葡萄糖进入细胞减少。除肝、脑、红细胞外，葡萄糖进入脂肪及肌肉细胞膜时需有胰岛素促进载体对葡萄糖的转运，当胰岛素受体不敏感或胰岛素分泌不足时葡萄糖进入细胞减少。②糖原合成减少。胰岛素有加强糖原合成酶催化作用，糖尿病时由于胰岛素相对或绝对不足，该酶的催化作用降低，葡萄糖合成肝糖原和肌糖原减少，血糖增高。③糖酵解减弱。简单讲，糖酵解是指将葡萄糖或糖原分解为丙酮酸的过程。由于胰岛素可以促进糖酵解过程中重要的酶的合成。当胰岛素不足时，酶合成减少，糖酵解减弱。

（2）肝糖输出增多：①糖异生增强。由非糖物质转变为葡萄糖和糖原的过程，称为糖异生作用。糖异生过程受胰高血糖素等刺激，受胰岛素抑制。糖尿病时胰岛素活性不足，而胰高血糖素活性增高，因此糖异生作用加强。②糖原分解增多。糖尿病胰岛素分泌不足时糖原分解增多，从而使肝糖输出增多。

21 什么叫肥胖，常见的合并症有哪些？

肥胖是一组常见的代谢性疾病，当人体进食热量多于消耗的热量时，多余的热量会以脂肪形式储藏于体内，达到一定量时即成为肥胖。如果能除外内分泌、药物及遗传性病态肥胖等因素，则为单纯性肥胖。肥胖症的患病率和发病率在发达国家或发展中国家都迅速增长，并呈现低龄化趋向，成为全球性严重影响健康的流行病。正常成年男性脂肪占体重的16%~20%，女性为20%~25%。正常成人的脂肪一般随着年龄增长有所增加。体重指数是常用的评估肥胖的方法，体重指数（BMI）＝体重（kg）/身高^2（m^2），世界卫生组织的诊断标准：BMI≥25kg/m^{2}为超重，BMI≥30kg/m^{2}为肥胖；我国的诊断标准：BMI≥24kg/m^{2}为超重，BMI≥28kg/m^{2}为肥胖。肥胖与遗传因素、神经精神因素、高胰岛素血症、进食过多及体力活动减少等有关。

肥胖症又分为单纯性和继发性两种，前者无明显内分泌和代谢性病因可寻，后者是常继发于神经－内分泌－代谢紊乱基础上出现的肥胖。

肥胖者还易出现下列合并症：高血压病、糖尿病、血脂异常、脂肪肝、痛风、心脑血管疾病和消化系统综合征等。肥胖症是心血管疾病的一个重要危险因素，尤其是与糖尿病、高血压关系更为密切。因此，控制肥胖是预防糖尿病和高血压等心血管疾病的重要措施。

第二章

糖尿病的临床表现

- 糖尿病典型的临床表现为"三多一少"症状，即出现多饮、多尿、多食以及无法解释的消瘦症状。

- 糖尿病的"三高"是指糖尿病患病率高、并发症患病率高、医疗费用高。糖尿病的"三低"是指糖尿病确诊率低、治疗率低、治疗达标率低。

- 糖尿病是冠心病的等危症，即糖尿病患者在 10 年内发生主要冠状动脉事件的危险性与冠心病患者再发冠状动脉事件的危险相同。

- 不论 1 型糖尿病还是 2 型糖尿病患者发生心脑血管病的危险性较非糖尿病者高 2~4 倍。

- 可改变的主要心脑血管病危险因素有高血压、吸烟、血脂异常、糖尿病、肥胖以及久坐生活方式等。

- 糖尿病患者易患动脉粥样硬化，这是糖尿病并发心血管病的主要病理基础，约占糖尿病死亡原因的 70% 以上。

- 在诊断糖尿病之后的妊娠者为糖尿病合并妊娠，在妊娠期间首次发生或发现的糖代谢异常称为妊娠糖尿病。

22 糖尿病有什么临床表现？

糖尿病患者因不同类型、不同病期会有不同的临床表现，轻者可以无症状，典型的症状是"三多一少"，即多尿、多饮、多食及无法解释的体重减轻，但也可以仅有某一个症状较为突出。

（1）多尿：主要是尿量增多，也可以有尿的次数增多，尤其夜尿增多较为显著。尿的泡沫多，尿渍发白、发黏。多尿是由于血糖升高，排入尿中的糖增多，肾小球滤液中的葡萄糖又不能完全被肾小管重吸收，以致形成渗透性利尿使尿量增加。当肾糖阈（一般为 8.9 ~ 10mmol/L）升高时，尿糖可以阴性，多尿不明显。

（2）多饮：由于血糖高，血液渗透压高，还由于排尿增多，使体内的水分丢失，当体内水的总量减少 1% ~ 2% 时，即可引起大脑口渴中枢的兴奋而思饮。

（3）多食：由于大量的葡萄糖随尿液丢失，另外，血糖不能进入细胞为细胞所利用，所以，进食后无饱腹感，容易出现饥饿感，导致进食次数和进食量的增加，但也有些患者进食增多不明显。

（4）消瘦：由于体内葡萄糖利用减少，蛋白质合成减少，脂肪分解增加，还有水分的丢失等，均可引起消瘦。血糖越高，病情越重，消瘦也就越明显。

（5）其他症状：疲乏无力，主要为肌无力，与代谢紊乱、葡萄糖利用减少及分解代谢增加有关；抵抗力差容易出现各种感染，如皮肤疖肿，呼吸道、泌尿胆道系统的各种炎症，以及结核病；皮肤感觉异常，如蚁走感、麻木、针刺感、瘙痒，尤其是女性外阴瘙痒可为首发症状；视力障碍，如视力减退、白内障、黑蒙、失明等；性功能障碍，如男性阳痿，女性性冷漠、月经失调等。

2 型糖尿病近一半患者无任何症状，仅在健康检查或因各种疾病就诊化验时发现高血糖。

23 糖尿病初期为什么有低血糖反应？

少数 2 型糖尿病患者，在患病早期会出现低血糖反应，主要表现为乏力、出冷汗、心悸、饥饿感等，多发生在早餐后或午餐后。主要是因为胰岛素分泌时相不正常，在进餐之后胰岛素分泌的早期快速相受损，胰岛素分泌推迟，分泌高峰后移，但分泌总量仍接近正常，因而出现反应性低血糖。这种患者往往是空腹血糖正常，但餐后 2 小时可出现低血糖，随着病情的发展，胰岛 β 细胞缺陷加重，胰岛素分泌量逐渐减少，或胰岛素抵抗加重，持续性血糖升高，则不再出现反应性低血糖，而逐渐出现糖尿病的临床表现。所以对于经常出现低血糖反应者，尤其是糖尿病高危人群，应及时检查餐后 2 小时血糖，尽早发现糖耐量异常或糖尿病，给予早期干预，可推迟或控制糖尿病的发生、发展。

24 不同类型的糖尿病发病方式有何不同？

1 型糖尿病其特点为发病早，多在儿童或青少年时期，发病越早往往病情越重；一般发病较急，病情较重，多以酮症酸中毒为首发临床表现。2 型糖尿病的特点为起病较晚，多在成年后发病，发病缓慢，临床表现不明显、不典型，往往在数月或数年内逐渐出现口渴、多饮、多尿、多食及体重减轻等症状，多数患者是在体检时或因其他疾病检查时偶然发现的。60% ~80% 有肥胖史，50% 伴有高血压。有的患者首先发现并发症，如反复的化脓性皮肤感染、下肢溃疡久不愈合、尿路感染、妇女外阴瘙痒、结核病，育龄妇女可因有多次早产、死胎、巨婴、羊水过多、先兆子痫等病史而发现本病；有些患者因视网膜病变、白内障、冠心病、脑卒中、高血压、肾脏病变、周围神经炎症状等就诊，才发现了糖尿病。

25 高血糖对人体有什么影响？

血糖维持在一定水平对人体的日常能量代谢极为重要，但过度升高会带来不利的影响，主要有以下几点。

（1）尿糖增加和脱水：由于血糖升高，尿糖排出增加，引起渗透性利尿，使尿量增加，多尿可使机体失水，又由于尿糖增加，体内葡萄糖不能很好利用，依靠体内脂肪、蛋白质分解提供能量，结果使患者体重减轻，体型消瘦，可出现酮症。

（2）电解质紊乱：糖尿病时，由于渗透性利尿作用，使患者大量排尿，不仅失水而且从尿中可带走电解质，导致电解质紊乱。

（3）渗透压增高：糖尿病时，由于血糖高使细胞外液（主要指血浆）渗透压增高，细胞内液向细胞外液流动导致细胞内失水，当脑细胞失水时可引起脑功能紊乱，临床上表现为高渗性昏迷。

（4）胰岛 β 细胞功能衰竭：由于长期高血糖，不断刺激胰岛 β 细胞产生胰岛素，结果使胰岛 β 细胞负荷过重，进一步促进胰岛 β 细胞功能衰竭，胰岛素分泌更少，使糖尿病恶化。因此，胰岛素治疗，有利于胰岛 β 细胞功能的恢复。

（5）血管、神经并发症：糖尿病患者长期高血糖会促使大血管和微血管病变及神经并发症的发生和发展，使病情加重，导致高血压、冠心病、脑卒中和糖尿病肾病，这是 2 型糖尿病患者死亡的主要原因。

什么是糖尿病的"三高""三低"？

糖尿病的"三高"包括：①患病率高。2011 年我国糖尿病患病率达 11.6%，全国糖尿病患者数 1.14 亿，占全球总数的 25%，预计到 2035 年将达 1.43 亿，城市患病率明显高于农村。②并发症患病率高。糖尿病合并高血压者为 40%～55%，糖尿病患者 44% 的死亡与高血压有关；全球糖尿病合并冠心病者高达 72%，患病 5 年以上者脑动脉硬化发生率为 31%；糖尿病肾病的发生率为 30%～40%，而且是糖尿病的主要死因；大约 1/3 的患者会并发眼底病变；约有 65% 的患者会出现老年痴呆，50%～80% 的患者会合并糖尿病神经病变；15% 的患者出现糖尿病足，其中 10%～14.5% 需要截肢。并发症不但是糖尿病的主要死亡原因，而且也是高医疗费用的主要原因。③医疗费用高。我国城市糖尿病患者的医疗费用占到了我国总医疗卫生事业费用的 3.6%，给社会和家庭造成了沉重的经济负担。

糖尿病的"三低"包括：①确诊率低。由于糖尿病早期或轻度糖尿病没有明显的症状或症状轻微，没有引起注意，使许多糖尿病没有被诊断出来，多数早期糖尿病都是因其他病检查或体检时发现的。所以，对糖尿病高危人群应尽早检查。②治疗率低。许多患者没有得到治疗或治疗不规范，或虽然有治疗但血糖控制不佳，以至造成严重的并发症。③治疗的达标率低。糖尿病治疗必须强调综合治疗，要同时控制其他相关的疾病，如血压、血脂、体重等都尽可能要控制达标。不能完全依赖药物，一定要控制饮食、确保足够的运动量，并改掉不良的生活习惯。

27 糖尿病有哪些危害？

糖尿病是由于人体不能产生足够的胰岛素或机体对胰岛素不能适当地利用，结果造成血糖升高。全球约有 5% 的死亡与糖尿病有关，在发达国家糖尿病已被列为继心血管疾病及肿瘤之后的第三大疾病。各国用于糖尿病的治疗费用占到了全年医疗预算的 2.5% ~15%。糖尿病的主要危害和死亡原因是动脉粥样硬化及微血管病变基础上产生的多种慢性并发症，如糖尿病性心脏病、糖尿病性肢端坏疽、糖尿病性脑血管病、糖尿病性肾病、糖尿病性视网膜病变及神经病变等。因糖尿病引起的双目失明者占总失明者的 6%，其致盲机会比正常人高 16~28 倍，糖尿病性视网膜病变已成为四大主要致盲疾病之一；糖尿病引起肢端坏疽和截肢比一般人高 20~25 倍；糖尿病导致的肾衰竭比其他肾病高 17~26 倍；并发冠心病及中风比一般人高 5~7 倍，其致死率占糖尿病死亡率的 51.1%；其次是感染性疾病、酮症酸中毒、高渗性非酮症高渗性昏迷、肾衰竭及尿毒症等，其中心血管病变和感染性疾病是糖尿病患者死亡的主要原因，占糖尿病病死率的 90% 以上。在英国糖尿病前瞻研究中，新诊断的 2 型糖尿病，存在并发症的患者占 50%，病程在 25 年的糖尿病患者中糖尿病肾病发病率至少为 15% ~40%。

综上所述，糖尿病对人体的最大危害是代谢紊乱所导致的一系列并发症，糖尿病并发症发生率高，医疗费用高，严重危害患者的身心健康。所以，糖尿病本身并不可怕，可怕的是糖尿病所产生的各种并发症。具体如下。

（1）急性并发症：①糖尿病酮症酸中毒，本症是糖尿病最常见的急性并发症，在美国有经验的医疗中心其病死率<5%，但在我国基层医院病死率可高达 10%；②糖尿病非酮症高渗性昏迷，在医疗水平高

的医院死亡率仍可高达 15%；③乳酸性酸中毒；④急性感染。

（2）慢性并发症：①心血管并发症，如冠心病、心肌梗死等；②糖尿病脑血管病；③糖尿病眼病；④糖尿病肾病；⑤糖尿病足；⑥糖尿病骨关节病；⑦糖尿病引发的口腔疾病。

（3）伴发病及感染：①低血糖症；②代谢综合征；③勃起功能障碍；④慢性感染。

（4）心理障碍。

28 为什么说糖尿病是冠心病的等危症？

冠心病的等危症是指患者在 10 年内发生主要冠状动脉事件的危险性与冠心病患者再发冠状动脉事件的危险相同，都在 20% 以上。包括糖尿病、动脉粥样硬化性疾病（外周动脉病、腹主动脉瘤、症状性颈动脉病等）。

1999 年，芬兰曾对 1373 例无糖尿病患者和 1059 例糖尿病患者进行了 7 年随访研究，结果表明，无糖尿病但有心肌梗死病史的患者与有糖尿病而无心肌梗死病史的患者发生心肌梗死的危险相似（分别为 18.8% 和 20.2%）。2005 年该研究进一步随访了患者 18 个月，结果与此前的 7 年随访结果相一致。

1999 年美国心脏协会已明确提出"糖尿病是心血管疾病"的口号，2001 年在美国国家胆固醇教育计划成人治疗指南 Ⅲ 中，糖尿病被列为冠心病的等危症，2013 年美国心脏病学会/美国心脏协会胆固醇管理指南仍将糖尿病列为冠心病的等危症，与冠心病等同列为高危范围。糖尿病患者患心血管疾病的危险是无糖尿病者的2～4倍。无心肌梗死病史的糖尿病患者未来发生心肌梗死的危险高达 20%，大约等同于已患心肌梗死者未来再发生心肌梗死的危险。而患过心肌梗死的糖尿病患者未来再发心肌梗死的危险超过 40%。这些数字提示，糖代谢异常的患者预后不良，尤其是冠心病合并高血糖的高危患者。

糖尿病患者属 10 年内发生新的冠心病事件的高危人群，其原因之一是由于它常包含多种危险因子，发生心肌梗死的糖尿病患者近期或远期病死率常常增高，需要给予更积极的防治，不但要积极控制血糖，还包括血压应控制在低于 130/80mmHg，低密度脂蛋白胆固醇（LDL-C）控制的目标值为 <2.6mmol/L。

29 糖尿病对心脑血管病的发生有怎样的风险？

不论 1 型糖尿病还是 2 糖尿病患者，其发生心脑血管病的危险性均较非糖尿病者高 2~4 倍，可改变的主要心脑血管病的危险因素有高血压、吸烟、血脂异常、糖尿病、肥胖以及久坐的生活方式等，一旦出现应积极干预。

不同的危险因素对不同类型的心脑血管病的发病风险存在差别。我国人群中，影响冠心病发病风险的因素，强度依次为高血压（RR 1.91）、吸烟（RR 1.75）、高胆固醇血症（RR 1.73）和低高密度脂蛋白胆固醇血症（RR 1.39）、糖尿病（RR 1.19）、肥胖（RR 1.29）；影响缺血性脑卒中发病风险的因素，强度依次为高血压（RR 3.66）、糖尿病（RR 1.52）、高胆固醇血症（RR 1.27）、低高密度脂蛋白胆固醇血症（RR 1.49）、吸烟（RR 1.37）和肥胖（RR 1.31）；对出血性脑卒中发病风险的独立影响因素是高血压（RR 4.67）。（注：RR 是统计学上的风险比，RR 越大表示风险越大）

30 糖尿病患者易发生感染的原因何在？

糖尿病患者机体防御能力降低，易于发生各种感染；反之，感染的存在加重患者体内代谢紊乱，使糖尿病的控制更加困难。有研究表明，在糖尿病患者的死因中感染居第三位。如果糖尿病患者血糖控制很好，突然发生恶化或失控，首先应该从感染方面找原因；假如一个小的疖子久治不愈首先要考虑到是否有糖尿病的可能；当抗结核治疗结核病不满意时，必须除外合并糖尿病的可能性。糖尿病患者容易发生感染的主要原因如下。

（1）长期高血糖的影响：糖尿病患者体内长期高血糖状态对感染会产生两方面的影响，一是导致机体免疫功能缺陷、血液循环障碍，当细菌、病毒、化学毒素等侵害机体时其反应能力减弱，因而极易感染，且常常比非糖尿病者严重；二是长期高血糖导致身体内各种体液含糖量增高，有利于细菌的生长和繁殖。

（2）糖尿病并发症：糖尿病患者易发生血管病变，使血管结构和功能异常，导致局部血循环障碍，血流缓慢，组织血液供应减少，影响局部组织对感染的反应。由于组织缺氧，也有利于厌氧菌生长，严重时可引起组织坏死。糖尿病血管并发症引起肾脏血流量减少，使得细菌感染频率增加，这是肾盂坏死的主要原因。下肢血管病变易致肢端缺血坏疽甚至截肢致残。伴有微血管病变的糖尿病患者，抗生素吸收缓慢且减少，可影响其作用，导致感染不愈甚至恶化。糖尿病可引起周围神经和自主神经病变，表现为四肢末端感觉异常，对外来刺激不敏感，痛、温、触觉减退，一旦遭受损伤（破溃、挫伤、烫伤）常不易早期发现，易致感染，且由于周围循环差，创伤不易愈合。有自主神经病变的糖尿病患者常伴有神经源性膀胱，膀胱肌无力，可致大量尿潴留，加上尿糖增多有利于细菌生长，且膀胱尿潴留常需插尿管，因而易发生逆行尿路感染，甚至导致肾盂肾炎。

（3）其他因素：糖尿病伴营养不良与低蛋白血症时，免疫球蛋白、抗体生成明显减少。糖尿病常伴失水、脱水、酸中毒及血糖控制不良，可损伤患者的防御机制，有利于细菌的生长繁殖，使糖尿病患者更易感染。

㉛ 糖尿病患者为何易患心血管病？

糖尿病患者易患动脉粥样硬化，这是糖尿病合并心血管病的主要病理基础，约占糖尿病死亡原因的 70% 以上。糖尿病作为心血管病的一个重要危险因素，其危险强度仅次于高血压。糖尿病易患心血管疾病的病理机制可能与下列因素有关，包括遗传、代谢紊乱、高血压、胰岛素抵抗和血液成分异常等。此外，糖尿病患者还可出现糖尿病性心脏病，可表现为无痛性心肌梗死、心律失常、心源性休克、心力衰竭和猝死等。

糖尿病性大血管病变，主要是指主动脉、冠状动脉、脑基底动脉、肾动脉及周围动脉等的动脉粥样硬化，冠心病和脑血管病的患病率均较非糖尿病患者高 4 ~ 5 倍。70% ~ 80% 的糖尿病患者死于糖尿病的大血管病变。

糖尿病微血管病变，也是糖尿病预后的决定性因素，主要出现在视网膜、肾脏、心肌、神经组织及皮肤等，临床常见的表现为糖尿病视网膜病变和糖尿病肾病。微血管病变是糖尿病的特异性病理改变，也可影响大血管管壁营养，与其他多种因素共同作用加速动脉粥样硬化的形成。

以上多种因素导致和加速了心血管病的发生和发展。

32 妊娠糖尿病的诊断标准是什么？

我国目前使用卫生部（现国家卫生和计划生育委员会）2011 年 7 月 1 日发布的行业标准进行妊娠糖尿病的诊断（见下表）。在怀孕 24 ~ 28 周进行口服葡萄糖耐量试验（OGTT），其中一个以上时间点血糖值高于标准应诊断为妊娠糖尿病。

需要说明的是，妊娠糖尿病患者中可能包含一部分妊娠前已有糖耐量减低或糖尿病，在孕期首次被诊断的患者。在诊断糖尿病之后的妊娠者为糖尿病合并妊娠，在妊娠期间首次发生或发现的糖耐量减低或糖尿病称为妊娠糖尿病。

妊娠糖尿病的诊断标准

75g OGTT	血糖（mmol/L）
空腹	≥5.1
服糖后 1 小时	≥10.0
服糖后 2 小时	≥8.5

33 糖尿病患者怀孕时容易出现哪些特殊问题？

糖尿病患者怀孕时容易出现以下问题。

（1）视网膜病变：糖尿病视网膜病变可因怀孕而加重。在怀孕前逐渐使血糖得到控制和预防性眼底光凝治疗（有适应证者）可减少糖尿病视网膜病变加重的危险性。

（2）高血压：除在怀孕前已有的高血压之外，怀孕诱发的高血压可加重怀孕妇女已有的糖尿病并发症。应在怀孕期间严格控制血压。应避免使用血管紧张素转化酶抑制剂（如卡托普利等）、β受体阻滞剂（如倍他乐克等）和利尿剂（如螺内酯等）。

（3）糖尿病肾病：妊娠可加重已有的肾脏损害。较轻的肾病患者，怀孕可造成暂时的肾功能减退，但在已出现肾功能不全的患者（血清肌酐＞265μmol/L或肌酐清除率＜50ml/min），怀孕可对部分患者的肾功能造成永久性的损害。肾功能不全对胎儿的发育有不良的影响。

（4）神经病变：与糖尿病神经病变相关的胃轻瘫、尿潴留、对低血糖的防卫反应差和直立性低血压等可进一步增加怀孕期间糖尿病管理的难度。

（5）心血管病变：如潜在的心血管疾病未被发现和处理，怀孕可增加死亡的危险性。应在怀孕前仔细检查心血管疾病证据并予以处理。计划怀孕的妇女，其心功能检查需能够耐受运动试验。

34 妊娠期糖耐量受损是否会影响母婴健康？

妊娠糖尿病会增加母亲和新生儿的患病几率，澳大利亚悉尼大学的研究人员发现，怀孕期糖耐量测试结果异常且未得到治疗的妇女产下的婴儿往往体重较大，产伤的概率也增加。

该研究采用了当地皇家北岸医院记录的妇女口服葡萄糖耐量试验（OGTT）的结果。那些怀孕时间≤34周、单胎妊娠、OGTT显示空腹血糖水平≥5.5mmol/L、餐后2小时血糖浓度高于7.8mmol/L的妇女被纳入研究。对于OGTT结果达到了美国糖尿病协会诊断标准的妇女（256例，治疗组），给予饮食调整、定期内分泌科医生会诊及标准的产前保健；对于OGTT结果异常但没有达到诊断标准的妇女（213例，未治疗组），只给予标准的产前保健。结果表明，相对于治疗组，未治疗组妇女产下巨大胎儿、肩难产及先兆子痫的出现率明显增加。而治疗组与未治疗组相比，以上各疾病的发病率相似。

研究提示，推荐将OGTT试验中，餐后2小时血糖水平≥7.8mmol/L作为妊娠糖尿病的诊断标准，这将有助于发现和治疗妊娠糖尿病妇女，从而改善孕妇与婴儿的健康状况。

国内有人将 142 例糖耐量受损者与 1186 例正常者的妊娠预后进行比较。结果，糖耐量受损组巨大儿、早产儿、大于胎龄儿（指出生体重在相同胎龄平均体重的第 90 百分位以上的婴儿）、新生儿窒息率，孕妇妊高征、剖宫产率均明显高于正常组，糖耐量受损组孕妇年龄较大，孕前体重较重。

另有一项研究对 868 名孕妇在怀孕 24～28 周行相关检验，根据血糖结果分为糖代谢正常组、妊娠糖尿病组和糖耐量受损组，对 3 组孕妇及胎儿结局进行比较，以观察妊娠期糖耐量受损对孕妇、胎儿、新生儿的影响。结果妊娠糖尿病和糖耐量受损的发生率分别为 3.2% 和 7.8%；年龄≥30 岁、肥胖、有糖尿病家族史的孕妇妊娠糖尿病和糖耐量受损的发生率较高；妊娠糖尿病组和糖耐量受损组中孕妇妊高征、羊水过多、巨大儿、胎儿窘迫、早产的发生率及剖宫产率、新生儿高胆红素血症和低血糖的发生率均明显高于糖代谢正常组，但糖耐量受损组和妊娠糖尿病组间无差异。

糖耐量受损孕妇妊娠期并发症、手术产率和围产儿（指怀孕 28 周到产后 1 周这段时期的胎儿或新生儿）患病率均高于正常孕妇。应重视孕期糖代谢异常的筛查，加强对糖耐量受损孕妇的宣传教育，及时诊断和治疗糖耐量受损，避免不良结局的发生。

㉟ 哪些糖尿病患者常出现抑郁症状？

美国学者研究发现，在患有 1 型或 2 型糖尿病的青少年人群中，抑郁症状十分常见，但其诊断率和治疗率却较低。

研究显示，1 型糖尿病患者中抑郁症状发生率为 13%，2 型糖尿病患者中为 22%。研究者未发现抑郁症状与年龄、糖尿病史、性别、种族或父母文化的相关性，但在 1 型糖尿病患者中，抑郁症状与肥胖和家庭收入低相关。

根据既往病例记录，在 35 例伴有抑郁症状的 1 型糖尿病患者中，有 5 例诊断为抑郁症；在 75 例伴有抑郁症状的 2 型糖尿病患者中，有 11 例诊断为抑郁症。

与此相反，在先前诊断为抑郁症的 3 例 1 型糖尿病患者与 8 例 2 型糖尿病患者中，从儿童抑郁量表检查未发现其抑郁症状。研究者认为，有必要对青少年糖尿病患者进行定期抑郁症状和抑郁症检查，并在需要时采取适当的治疗。

36 如何对待糖尿病患者的心理障碍？

目前糖尿病患者的心理障碍发病率高达 30% ~ 50%，对待心理障碍应注意以下几点。

（1）及时发现导致心理障碍的影响因素。许多心理研究表明，糖尿病患者的心理状态、自我管理能力与患者所处的环境、治疗的结果之间互相制约、互相影响，其中重要的是患者掌握糖尿病知识的多少以及对糖尿病的理解和认识，患者对糖尿病的态度和患者的感情状态，患者与医生、家庭及社会的关系。

（2）重视心理障碍对治疗及预后的不利影响。消极情感、抑郁、焦虑对血糖控制不利，情绪越消极，血糖越不容易控制，患有抑郁、焦虑及对血糖测定结果恐惧的糖尿病患者不仅血糖控制差，而且慢性并发症多。

（3）心理障碍综合治疗的要点是严格控制血糖，积极预防和治疗其他合并症。正确评价患者的身体状况及心理状况，提高患者自我管理的能力，增加运动有助于患者降低血糖，提高生活情趣，积极配合治疗；尊重患者，帮助他们保持自尊，建立良好的社会关系，医生、护士要尊重患者，倾听患者心声，想尽一切办法帮助患者提高认识，配合治疗（饮食、运动、药物），使其对生活的满意度提高，帮助患者树立信心，遵守医嘱，自强不息，建立良好的家庭关系，教育家人帮助患者控制血糖；对有糖尿病心理疾患的患者进行小组治疗也是有益的，其意义在于给予患者希望，使他们了解疾病的普遍性；为患者提供更多的信息，使他们互相帮助，向他人学习，模仿他人的有益行为；学习处理人际关系，通过糖尿病教育提高凝聚力，提高人生价值感；严重者应给予药物干预。

37 促使糖尿病加重的因素有哪些?

根据现有的资料,促使糖尿病加重的因素主要包括:各种原因的急性感染或合并其他疾病时;精神刺激、过度紧张等心理因素,剧烈运动、过度劳累或失眠等;外伤、麻醉和手术、怀孕、分娩或月经期;饮食控制不良,生活不规律和突然的天气变化;不规则的治疗;肝脏病变时,由于内分泌紊乱,可导致糖代谢紊乱;使用糖皮质激素。

38 我国的糖尿病患者主要有哪些并发症?

我国糖尿病患者有慢性并发症者相当普遍,患病率已达到相当高的水平;其中并发高血压、心脑血管病、眼及肾病变者均占 1/3 左右,有神经病变者占半数以上。大血管疾病,如高血压、脑血管和心血管病变的患病率,较前显著增高。心血管并发症的患病率虽较西方国家低,但已经成为我国糖尿病致残率和致死率最高、危害最大的慢性并发症。肾脏、眼底等糖尿病微血管并发症及糖尿病神经并发症的患病率与发达国家相近。下表为我国糖尿病并发症患病率的情况。

我国糖尿病并发症患病率的情况(%)

糖尿病类型	高血压	脑血管病变	心血管病变	糖尿病足	眼部病变	肾脏病变	神经病变
1 型	9.1	1.8	4.0	2.6	20.5	22.5	44.9
2 型	34.2	12.6	17.1	5.2	35.7	34.7	61.8
总计	31.9	12.2	15.9	5.0	34.3	33.6	60.3

39 压力和抑郁会增加糖尿病心血管死亡的风险吗?

美国的一项研究显示,糖尿病患者更易发生抑郁和产生压力,而这些心理健康问题可导致糖尿病患者卒中和心血管死亡的风险升高。

研究者分析了约 2.2 万成人受试者(4100 例为糖尿病患者)的数据,其中 56% 生活在美国东南部地区,这一地区因心脑血管事件高发而被称为"卒中带"。在报告压力和(或)抑郁情况恶化的糖尿病患者中，以女性、黑人、贫穷及生活在"卒中带"者居多。

与无压力或抑郁的糖尿病患者相比，伴有这些心理健康问题之一的糖尿病患者心血管死亡风险增加了 53%，而同时伴有这些心理健康问题（压力和抑郁）的糖尿病患者，其心血管死亡风险增加了 1 倍以上。

40 糖尿病患者冠心病的风险女性和男性哪个更高？

美国心脏协会发表的一项科学声明称，女性 2 型糖尿病患者患冠心病的风险是男性的 2 倍，而且可能需要更多、更大强度的体力活动来降低这一风险。

声明指出，与男性糖尿病患者相比，女性患者更早发生心肌梗死，首次心肌梗死后死亡的可能性也更高。

同时，女性糖尿病患者更有可能合并内皮依赖性舒张功能受损和更严重的致动脉粥样硬化性血脂异常，凝血功能多提示处于血栓前状态，且代谢综合征患病率也明显高于男性糖尿病患者。

另外，在女性患者中，糖尿病也与新发心力衰竭风险增加相关。虽然男性卒中患者更有可能罹患糖尿病，但在女性患者中，糖尿病与卒中之间的相关性更强。

而且，女性接受血管成形术、冠状动脉旁路移植术等手术的概率更低，服用他汀类药物以及阿司匹林、降压药的比例更低，血压或血糖得到控制者更少。此外，女性常出现妊娠糖尿病、多囊卵巢综合征等女性特异性疾病，而男性出现的男性特异性疾病相对较少。

生活方式干预对于女性糖尿病患者预防心血管病至关重要。多项观察性研究提示，在通过改变生活方式（如改善饮食方式和增加体力活动）来降低心血管病风险中，女性糖尿病患者较男性可获益更多，但女性较男性需要更频繁和更大强度的运动。

第三章

糖尿病的诊断、实验室检查及其意义

- 目前我国采用 1999 年世界卫生组织（WHO）的糖尿病诊断标准，将静脉血浆血糖作为糖尿病的诊断指标，而不采用糖化血红蛋白作为糖尿病的诊断指标。

- 临床上常用的血糖监测方法主要包括自我血糖监测、糖化血红蛋白、糖化血清白蛋白、动态血糖监测，但都不能用来诊断糖尿病。

- 糖化血红蛋白可反映近 2~3 个月的血糖水平，是评价长期血糖控制的"金标准"，也是指导临床调整治疗方案的重要依据。一般在治疗之初每 3 个月检测 1 次，一旦达标可每 6 个月检查 1 次。

- 尿糖是否阳性取决于血糖和肾糖阈两方面，所以尿糖阳性不一定就是糖尿病。

- 确定糖尿病诊断后，应排除继发性糖尿病等特异性糖尿病，应注意以下鉴别：弥漫性胰腺病变导致 β 细胞广泛破坏引起的胰源性糖尿病、肝脏疾病所致的肝源性糖尿病、内分泌疾病、药物对糖代谢的影响以及各种应激和急性疾病时伴有的高血糖症等。

41 目前我国采用的糖尿病诊断标准是什么?

目前我国采用 1999 年世界卫生组织（WHO）的糖尿病诊断标准，将静脉血浆血糖作为糖尿病的诊断指标，而不采用糖化血红蛋白作为糖尿病的诊断指标，具体见下表。

1999 年 WHO 糖尿病和糖尿病前期诊断标准

项目		静脉血浆血糖（mmol/L）
糖尿病		
糖尿病症状（高血糖导致的多尿、多饮、多食和不明原因的体重下降）加随机血糖[△]		≥11.1
或		
空腹[#]血糖		≥7.0
或		
葡萄糖负荷后 2 小时血糖[*]		≥11.1
糖耐量减低（IGT）		
空腹血糖（如测量）		<6.1
和 75g 糖负荷后 2 小时血糖		≥7.8 但 <11.1
空腹血糖受损（IFG）		
空腹血糖		≥6.1 但 <7.0
和 75g 糖负荷后 2 小时血糖（如测量）		<7.8

△随机血糖指不考虑上次用餐时间的情况下任意时间测定的血糖，其不能用来诊断 IGT 或 IFG；#空腹状态指至少 8~10 小时未进食热量；＊无糖尿病症状者，需另日重复检查以明确诊断

42 常用的血糖监测方法包括哪些?

目前临床上常用的血糖监测方法主要如下：

（1）自我血糖监测：患者利用血糖仪测定的"实时"指尖血血糖。

（2）糖化血红蛋白（HbA1c）：反映最近 2~3 个月的平均血糖水平，是目前认可的长期血糖控制水平的"金标准"。

（3）糖化血清白蛋白（GA）：反映近 2~3 周的平均血糖水平，对短期内血糖变化比 HbA1c 敏感。

（4）动态血糖监测：通过葡萄糖感应器监测皮下组织间液的葡萄糖浓度，间接反映血糖水平，连续监测 3 天血糖，可提供连续、全面、可靠的全天血糖信息。是传统血糖监测方法的有效补充。

上述 4 种血糖监测方法都不能用来诊断糖尿病，多用于糖尿病治疗过程中血糖的监测和评估。各种血糖监测方法的优缺点见下表。

各种血糖监测方法的优缺点

	优点	缺点	能否用来诊断糖尿病
自我血糖监测	反映"实时"血糖，方便、快速、经济	只反映时间点的血糖值，无法完整反映患者全天血糖谱	不能
糖化血红蛋白（HbA1c）	反映近期 2～3 个月的平均血糖控制水平	对调整治疗后的评估存在"延迟效应"，不能反映低血糖风险和血糖波动的特征	不能
糖化血清白蛋白（GA）	反映近期 2～3 周的血糖水平，对短期内血糖变化比较敏感	临床应用时间相对较短，目前尚缺乏公认的正常参考值	不能
动态血糖监测	提供全天连续的血糖信息，血糖波动的趋势，发现不易检测到的高血糖和低血糖	监测组织间液的葡萄糖浓度，需要输入指血血糖校正；与静脉血糖存在 5～15 分钟的生理滞后；价格较贵、操作复杂，不便于全面普及	不能

43 怎样进行血糖自我测试？

由于肾糖阈的不同，有些患者无法检查尿糖，并且尿糖测定不太稳定，故更多的患者使用血糖作为监测的手段。其优点有两点：第一，测试血糖不受肾糖阈变化的影响，较测尿糖更准确，更能准确反映体内实际血糖情况；第二，血糖测试不仅可反映高血糖，也可以反映低血糖，尤其是注射胰岛素患者。

目前血糖测试主要有以下三种方法。

一是试纸比色法：不需要血糖监测仪，经济，缺点是半定量测试。在试纸的一端附有一软薄膜，一般以较为醒目的颜色标出，薄膜上有化学试剂，当与糖接触时会发生化学反应而变色，然而目测毕竟比较粗糊，辨别不够精确。

二是血糖监测仪法：血糖监测仪也需要血糖试纸，有些试纸包装上也标有比色板，适合于在没有血糖仪时也可用比色法。血糖仪所测定的毛细血管血糖更加准确。一般步骤：①用肥皂洗手或用酒精消毒并晾干；②用采血针采血；③将一滴血滴在试纸的测试薄膜上；④按说明书要求等候约1分钟左右时间；⑤如果用血糖仪，可在显示屏上直接读出数字。

三是动态血糖监测法：动态血糖监测一般在住院时进行，能直接观察糖尿病患者一天内的血糖波动，及时准确发现低血糖和高血糖，及时治疗和调整方案。

44 指尖血糖和静脉血糖的意义有什么不同？

指尖血糖指的是用血糖仪检测的毛细血管全血葡萄糖，静脉血糖是指静脉血清或血浆葡萄糖。由于临床上静脉血糖采用较为精密的血生化仪测定，准确度较高，较为可信，故目前诊断糖尿病的标准以静脉血糖为准。指尖血糖不能用来诊断糖尿病，只能用来评估糖尿病患者血糖控制的情况。

45 各时间点血糖监测的意义和适用范围？

自我血糖测定的监测频率和时间要根据患者实际需要来决定，它与治疗措施（如是否接受胰岛素的治疗）、血糖有无达标等因素有关。监测可选择一天中不同时间点，如餐前、餐后2小时、睡前及夜间（一般为凌晨2~3时）。

空腹血糖不等于"早晨没吃饭的血糖"，而是指8~10小时未进食的过夜血糖。空腹血糖测定的意义是反映胰岛素的基础分泌状况。餐后2小时血糖是指第一口进食开始计算时间的早、午、晚餐后2小时血糖，它的意义是反映胰岛素的餐后分泌状况。餐前血糖一般指午餐前和晚餐前血糖，有助于发现无症状低血糖及医源性低血糖（药物应用不当引起的低血糖）。睡前血糖测定一般适用于注射胰岛素特别是注射中长效胰岛素的患者，可判断药物治疗效果及是否需要睡前加餐，预防低血糖发生。夜间血糖指凌晨 2～3 时的血糖，用于了解有无夜间低血糖，特别是在出现了不可解释的空腹高血糖时应监测夜间血糖，以便明确空腹高血糖出现的原因，及时调整药物。随机血糖是指除以上指定血糖监测时间外的任意时间血糖，便于随时了解特殊情况下的血糖变化，可以作为临时调整治疗的依据。各时间点血糖监测适用范围详见下表。

各时间点血糖的适用范围

时间点	适用范围
空腹血糖	是自我血糖测定的基础，尤其当患者血糖水平很高时，应首先关注血糖控制水平
餐前血糖	血糖水平很高，或有低血糖风险时（老年人、血糖控制较好者）
餐后 2 小时血糖	空腹血糖已获良好控制，但 HbA1c 仍不达标者；需了解饮食和运动对血糖影响者
睡前血糖	注射胰岛素患者，特别是晚餐前注射胰岛素患者
夜间血糖	胰岛素治疗已接近达标，但空腹血糖仍高者；或疑有夜间低血糖者
其他	出现低血糖症状时应及时监测血糖，剧烈运动前后宜监测血糖

46 尿糖阳性就一定是糖尿病吗？

尿糖是否阳性取决于血糖和肾糖阈两方面，所以尿糖阳性不一定就是糖尿病，以下情况也可出现尿糖阳性，但不是糖尿病。

（1）妊娠期糖尿阳性。怀孕可使肾糖阈下降而易出现糖尿。中晚期孕妇或哺乳期由于乳腺产生过多乳糖，可随尿液排出产生乳糖尿，也可出现尿糖阳性。

（2）营养性糖尿。有些正常人在进食大量碳水化合物后，小肠迅速吸收过多的糖分，可出现一过性尿糖阳性。

（3）在尿液中有些物质具有还原性，如尿酸、葡萄糖醛酸等，或某些药物随尿排泄，如青霉素、噻嗪类利尿剂、异烟肼、强心苷等，在尿中达到一定浓度时，可使尿糖出现假阳性反应，称为假性糖尿。

（4）各种获得性或先天原因（如各种肾小管性酸中毒或家族性肾性糖尿等）使肾脏近曲小管损害，导致肾小管重吸收葡萄糖的功能减退，而肾小球滤过率功能仍正常时,会出现肾糖阈值降低,产生尿糖阳性。

(5)其他原因的尿糖阳性。如胃切除术后或甲状腺功能亢进时,进食后糖分迅速吸收,使血糖快速升高又很快降低,也可出现暂时性尿糖阳性,也可同时出现低血糖症状;肝功能不全时,果糖和半乳糖利用失常,也会出现果糖尿或半乳糖尿;进食过多的半乳糖、甘露糖、果糖、乳糖以及一些戊糖,或体内代谢失常时可出现相应的尿糖阳性。

47 什么是口服葡萄糖耐量试验(OGTT)?

口服葡萄糖耐量试验的英文简称叫 OGTT,该试验主要是用于检测人体在口服葡萄糖后,各个时间段血糖升高的情况,以了解胰岛 β 细胞功能和机体对血糖的调节能力。是目前公认的诊断糖尿病的"金标准",在血糖异常增高但尚未达到糖尿病诊断标准时,为明确是否为糖尿病可以采用该试验。

正常人在进食淀粉类主食或服葡萄糖后,通过肠道的消化吸收,使血糖升高,餐后最高血糖一般不超过 10.0mmol/L。口服 75g 葡萄糖后 2 小时血糖为 7.8 ~ 11.1mmol/L,提示葡萄糖耐量减低。正常人对葡萄糖有很强的耐受能力,即葡萄糖耐量正常。当体内胰岛素分泌不足或周围细胞对胰岛素利用降低,即胰岛素抵抗,可出现糖耐量减低。

48 如何做 OGTT?

OGTT 是诊断糖尿病的方法之一,其具体步骤如下。

(1)清晨 7 ~ 9 时受试者禁食 8 ~ 10 小时后开始进行 OGTT。

(2)空腹前臂采血测定血糖。

(3)将 75g 无水葡萄糖粉(如用 1 分子水葡萄糖则为 82.5g;儿童给予每千克体重 1.75g,总量不超过 75g)溶于 300ml 温水中,在 5 分钟内服下。

(4)从服葡萄糖水第一口开始计时,在服糖后 30 分钟、1 小时、2 小时、3 小时分别抽血检测血糖,血标本应尽快送检。

(5)试验过程中,受试者要注意不喝茶及咖啡,不吸烟,不做剧烈运动，但也无须绝对卧床。

（6）试验前 3～7 天停用避孕药、利尿剂或苯妥英钠等药物；前 3 天每日碳水化合物摄入量不少于 150g。

49　哪些人应该做 OGTT?

（1）尿糖阳性，临床怀疑糖尿病伴空腹血糖或随机血糖可疑升高者。

（2）有糖尿病家族史，空腹血糖正常，但有症状体征者。

（3）肥胖或超重者。

（4）合并高血压、高血脂、冠心病、脑卒中者。

（5）有妊娠糖尿病可能或产巨大胎儿史。

（6）多囊卵巢综合征。

（7）有黑棘皮病者。

（8）对原有糖耐量减低者的随访。

现在认为空腹血糖 >5.6mmol/L 者，均需要做 OGTT 试验，因为餐后血糖的高低对心血管危险的评估和临床治疗具有重要意义。

口服葡萄糖后 2 小时血糖小于 7.8mmol/L 为正常，7.8～11.1mmol/L 者为糖耐量减低，大于 11.1mmol/L 时可诊断为糖尿病。

50　负荷后高血糖与心血管疾病的关系如何?

负荷后血糖通常指餐后 2 小时血糖或口服葡萄糖耐量试验（OGTT）服糖后 2 小时的血糖。随着对空腹血糖和负荷后血糖病理生理和临床意义的认识深入，人们逐渐认识到在预示糖尿病的诊断作用上，空腹血糖在特异性方面较负荷后血糖强，而负荷后血糖在敏感性方面较空腹血糖强。在预测心血管事件、心血管死亡、总死亡危险方面，负荷后血糖较为可靠，空腹血糖主要反映胰岛 β 细胞基础胰岛素分泌功能的状况和肝脏胰岛素抵抗的程度，负荷后血糖主要反映餐后 β 细胞早相胰岛素分泌的功能和外周组织（肌肉、脂肪组织）胰岛素抵抗的程度。

有研究对餐后血糖（负荷后血糖）、空腹血糖、糖化血红蛋白

（HbA1c）与动脉粥样硬化的指标（颈动脉内－中膜厚度）的关系进行了探讨。结果表明，餐后血糖（负荷后血糖）与颈动脉内－中膜厚度密切相关，而空腹血糖或 HbA1c 与颈动脉内－中膜厚度无密切关系。

心肌梗死糖耐量试验显示，经过 34 个月随访，新诊断负荷后高血糖是心肌梗死后预测发生再次心血管事件的重要因素，其预测强度居于第 2 位，仅次于心肌梗死病史。而在导致支架置入后再狭窄的诸多危险因素中，负荷后高血糖也是引起再狭窄的独立危险因素。正常血糖患者（24 例，29 处病变）和糖耐量异常患者（16 例，18 处病变），在冠状动脉金属裸支架置入后半年再次接受冠状动脉造影，经过相关分析发现，仅有支架置入后狭窄程度和 OGTT 2 小时血糖水平与再狭窄相关。说明负荷后高血糖对支架置入的预后会产生显著影响。

51 什么是糖化血红蛋白？

糖化血红蛋白（HbA1c）是葡萄糖与红细胞内的血红蛋白之间形成的非酶催化的稳定糖基化产物，糖化血红蛋白占总血红蛋白的比例与血糖的浓度成正比。因红细胞的寿命为 120 天，因此糖化血红蛋白的浓度可以反映 120 天内的血糖水平，一般定为反映取血前 2～3 个月体内血糖的平均水平，并且其水平升高可能是造成糖尿病慢性并发症的一个重要原因。所以，对糖尿病的诊断和监测具有重要意义。

（1）用于糖尿病的诊断。对空腹血糖和（或）餐后血糖不稳定的患者，必须检查 HbA1c 以确定糖尿病的诊断，一般不作为糖尿病筛选时应用，也不能取代空腹血糖测定和口服葡萄糖耐量试验。

（2）由于 HbA1c 的高低是反映 2～3 个月的血糖控制情况，可作为糖尿病患者血糖长期控制的指标，尤其是对血糖波动较大的糖尿病患者是一个重要的控制指标。若 HbA1c < 6.5% 表示血糖控制理想，若 > 7.5% 时，说明患者在一段时间内血糖控制不佳。一般情况下，糖尿病患者应每 2～3 个月测定一次 HbA1c。

（3）对糖尿病慢性并发症的评估。由于 HbA1c 的结构和功能的改变，可导致糖尿病慢性并发症的发生，所以，它是预测慢性并发症发生发展的重要指标。

52 **糖化血红蛋白有何重要的临床意义?**

空腹血糖水平受肝脏葡萄糖生成的速度、数量以及肝细胞对胰岛素敏感性的影响,餐后血糖水平受基础血糖水平、进餐后胰岛素分泌量、患者的进食量和外周组织对胰岛素的敏感性等因素影响,这两个指标反映的都是瞬时血糖水平;而糖化血红蛋白(HbA1c)水平综合反映了患者过去2~3个月内空腹和餐后血糖的综合水平,所以具有重要的临床意义。

HbA1c 与心血管事件的关系:荟萃分析结果表明,对于 1 型糖尿病患者,HbA1c 水平每增高 1%,冠心病发生的相对危险增加 15%,发生外周动脉疾病的相对危险则增加 32%。对于 2 型糖尿病患者,HbA1c 水平每增高 1%,冠心病发生的相对危险增加 18%,卒中发生的危险增加 17%,而外周动脉疾病发生的相对危险则增加 28%。因此,HbA1c 升高可中度增加糖尿病患者发生心血管病的危险。另一项荟萃分析也显示,在 HbA1c 水平 >5% 的患者中,HbA1c 水平每升高 1%,患者发生心血管病的危险增加 21%。不论患者是否患糖尿病,HbA1c 均对心血管疾病有预测作用。

HbA1c 与微血管并发症的关系:英国的一项研究表明,糖尿病并发症与血糖控制有关,HbA1c 每降低 1%,患者发生微血管疾病的危险降低 37%。将 HbA1c 水平控制在理想范围可有效降低 1 型和 2 型糖尿病患者发生微血管并发症的危险。HbA1c 水平与微血管并发症发生的危险显著相关。

此外,HbA1c 水平与 1 型或 2 型糖尿病患者发生眼病、肾病和神经系统疾病的危险均密切相关。

53 **糖化血红蛋白的检测频率如何? 检测结果会受哪些因素影响?**

糖化血红蛋白(HbA1c)是评价长期血糖控制的金指标,也是指导临床调整治疗方案的重要依据。标准检测方法下的 HbA1c 正常值为

4%~6%，在治疗之初建议每3个月检测1次，一旦达到治疗目标可每6个月检查1次。

HbA1c是红细胞中血红蛋白与葡萄糖的结合产物，任何引起血红蛋白数量与质量变化的因素都会干扰 HbA1c 测定，对结果产生影响，主要影响因素如下。

（1）红细胞生存周期的异常：溶血性贫血、大量失血、脾肿大、风湿性关节炎、慢性肝脏疾病及接受透析的尿毒症患者，红细胞寿命缩短，可使 HbA1c 测定结果假性降低；脾切除、再生障碍性贫血、缺铁性贫血、维生素 B_{12} 缺乏等因红细胞寿命增加，可使 HbA1c 的测定结果假性升高。

（2）药物：长期大剂量服用维生素 C 和维生素 E 可使 HbA1c 测定结果假性降低。长期大剂量服用阿司匹林、嗜酒会导致血红蛋白乙酰化，使 HbA1c 测定结果假性升高。

（3）妊娠：妊娠时血容量增加，使 HbA1c 测定结果假性降低。

（4）黄疸、高脂血症：严重的黄疸、高脂血症使测定结果假性升高。

54 糖尿病患者血糖控制目标如何？

糖尿病患者血糖控制的目标首先应个体化，需根据患者年龄、病程、预期寿命、并发症或合并症的严重程度综合考虑。

大多数成年2型糖尿病患者合理的糖化血红蛋白（HbA1c）控制目标为 <7%，空腹血糖应该控制在 4.4~7.0mmol/L，非空腹血糖应在 10mmol/L 以内；对那些有严重低血糖史、糖尿病病程长和有严重并发症及合并症的患者，可适当放宽标准，如将 HbA1c 目标定为 <8.0%；对于部分老年患者或病情危重的患者还可进一步放宽标准。

妊娠糖尿病患者血糖控制的目标是空腹、餐前或睡前血糖在 3.3~5.0mmol/L，餐后1小时血糖 ≤7.8mmol/L，或餐后2小时血糖 ≤6.7mmol/L；HbA1c 尽可能控制在 6.0% 以下。

儿童和青少年1型糖尿病血糖控制目标：餐前血糖 5.0~7.2mmol/L，睡前和夜间血糖 5.0~8.3mmol/L，HbA1c <7.5%。如果没有过多的低

血糖发生，建议 HbA1c 尽可能控制在 7.0% 以下；而对于那些低血糖风险较高或尚缺乏低血糖风险意识的患儿可适当放宽标准。

55 糖尿病的诊断需注意哪些问题?

临床上糖尿病的诊断应该注意以下几个问题：①一次血糖值达到糖尿病诊断标准时，应该进行复检。②某些应激的情况下，如急性感染、创伤、过敏、剧烈活动等，可出现暂时性的血糖升高。如果既往没有明确的糖尿病病史，不能以此时血糖超过诊断标准而诊断为糖尿病，必须在应激消除后再进行复查。③怀孕妇女的糖尿病诊断标准可采用 75g 葡萄糖的糖耐量试验（OGTT）。④尿糖阳性是诊断糖尿病的重要线索，而不能作为糖尿病的诊断依据；尿糖阴性也不能完全排除糖尿病的可能。⑤儿童糖尿病诊断标准与成人相同，儿童做 OGTT 试验，按每千克体重 1.75g 葡萄糖服用，总量不超过 75g。在服糖后分别在 1 小时和 2 小时采集血标本。

56 糖尿病确诊后，还应注意什么?

一旦确定糖尿病的诊断，还应该注意排除继发性糖尿病等特异型糖尿病，主要有：①弥漫性胰腺病变导致胰岛 β 细胞广泛破坏引起的胰源性糖尿病；②肝脏疾病所致的肝源性糖尿病；③内分泌疾病，因拮抗胰岛素外周作用（肢端肥大症、库欣综合征、胰高糖素瘤、嗜铬细胞瘤、生长抑素瘤、甲状腺功能亢进）或抑制胰岛素分泌（生长抑素瘤、醛固酮瘤）所导致的糖尿病；④药物对糖代谢的影响，其中以长期应用超出生理需要的糖皮质激素为多见；⑤各种应激和急性疾病时伴有的高血糖症等。

上述疾病通过详细询问病史、全面细致的体格检查，结合必要的化验检查，一般不难鉴别。

此外，在确定糖尿病的诊断后，还要确定 1 型或 2 型糖尿病，同时还要判定有无并发症或伴发疾病。

57 糖尿病患者的血脂有什么重要性?

血脂与胰岛素抵抗和动脉粥样硬化关系十分密切。糖尿病患者容易并发血脂异常,主要表现在胆固醇和三酰甘油水平升高,低密度脂蛋白胆固醇升高,高密度脂蛋白胆固醇降低,结果造成高血压、动脉粥样硬化及心脑血管病,严重者还可造成患者死亡。此外,血脂异常患者肥胖、高血压、痛风、肝胆及胰腺疾病的发生率也增高,必须加以防治。血脂异常的主要预防方法应是改变不健康、不科学的生活方式,减少食物中总热量特别是高糖、高三酰甘油和高胆固醇食物的摄取,戒烟并限酒,增强体力活动,避免或者逆转肥胖。经常参加体检对减肥和调脂也十分重要,定期查体,以便及早发现并有效治疗血脂异常。当饮食疗法和运动疗法还不能控制血脂时,则应采用药物治疗。多数调脂药需要长期甚至终身服用。

调脂治疗就是要使升高的、对身体有害的三酰甘油、胆固醇和低密度脂蛋白胆固醇水平有所下降,同时使降低的、对身体有利的高密度脂蛋白胆固醇水平逐渐升高,以预防糖尿病心血管疾病的发生和发展。治疗糖尿病的脂质异常,首先必须控制血糖,血糖降低后,血脂尤其是三酰甘油水平会相应地明显下降。另外,血脂的一部分来自饮食,糖尿病患者宜采用高纤维低脂饮食,特别是要少吃富含饱和脂肪酸的动物油,以及富含胆固醇的动物内脏和鱼卵、蟹黄、虾子等海产品。运动疗法对血脂异常症和肥胖的控制也很有益。

58 血液黏稠度的重要性如何?

血液黏稠度升高是糖尿病并发心血管疾病的重要原因。其后果可以造成脑梗死或心肌梗死、下肢坏死、眼底出血和肾脏病变。故糖尿病患者除了应控制血糖、血压和血脂外,还应必须根据情况适当服用维生素、抗氧化剂、血管活性药物以及抗栓药物。

影响血液黏稠度的因素很多,主要包括血细胞因素(如红细胞数量、大小和形态,血小板功能),血浆因素(如血浆蛋白质、血糖、血脂、纤溶活性）以及血管因素（如血管长度、口径和血管内壁光滑度）。糖尿病者血液黏稠度长期处于增高状态时，可发生高黏血症。高黏血症对糖尿病患者的危害很大，可引起血液淤滞、供血不足、血管损伤、局部缺氧和酸中毒，最终加速糖尿病大血管并发症、微血管并发症及神经并发症的发生和发展。目前高黏血症的防治包括饮食疗法和运动疗法。如采用清淡、低脂、低糖饮食，多吃鱼肉、瓜菜、黑木耳、大蒜等，多饮绿茶，适当锻炼可增强心肺功能，降低血黏稠度。高黏血症者必须戒烟，因为吸烟可使血管收缩，血液黏稠度升高。

59 哪些人需定期做糖尿病检查？

尽管糖尿病的病因不明，但在 1 型糖尿病患者中已找到异常基因，其触发因素可能是病毒感染或某种化学物质。在异常基因和触发因素协同作用下引起体内自身免疫反应，损害胰岛细胞，导致 1 型糖尿病的发生。根据特异性强的免疫检查，以及静脉葡萄糖耐量试验时急性胰岛素分泌反应的改变，可在 1 型糖尿病患者亲属中检出在 3 年内发生糖尿病的高危人群。

2 型糖尿病是多基因遗传病，肥胖、体力活动减少及应激已被公认是 2 型糖尿病的触发因素。当出现以下情况时，应进行检查：①体重减轻，找不到原因，而食欲正常者。②妇女分娩巨大儿（体重 >4kg）者。③有过妊娠并发症，如多次流产、妊娠中毒症、羊水过多、胎死宫内、死产者（特别是有先天性畸形及尸检发现胎儿有胰岛细胞增生）。④年龄超过 45 岁，体重指数（BMI）$\geq 24kg/m^2$。⑤肢体溃疡持久不愈。⑥ 40 岁以上有糖尿病家庭史者。⑦肥胖或超重，特别是腹部肥胖者。⑧有高血压、高血脂者。⑨有反应性低血糖者。⑩会阴部瘙痒、视力减退、重复皮肤感染及下肢疼痛或感觉异常而找不到原因者。

60 糖尿病患者多长时间查一次眼底？

由于几乎半数的糖尿病患者在患病期间会出现不同程度的糖尿病性视网膜病变，因此，所有糖尿病患者应定期检查眼底。

（1）如果患者有视觉症状，如眼前有黑的"漂浮物""蝌蚪""蚊子"或"蜘蛛网"等，应检查眼底。

（2）1型糖尿病诊断时若年龄小于19岁者，应检查眼底，如眼底正常，以后每5年查一次眼底，10年后每年查一次；诊断时患者年龄为20岁或大于20岁者，应查眼底，如眼底正常，3年后每年查一次。

（3）2型糖尿病患者在诊断前数年可能已患有糖尿病，因此，在发现糖尿病时可能已有相当明显的视网膜病变，这些患者当时应及时检查眼底，如眼底正常，3年后每年查一次。

（4）糖尿病性视网膜病变是妊娠糖尿病妇女的一个重要问题。建议所有的妊娠糖尿病妇女每3个月散瞳检查眼底1次，以保护视力。

61 糖尿病患者除检测血糖外还需要做哪些检查？

糖尿病是一种慢性代谢性疾病，常伴有多组织、多器官的结构与功能改变。应及时做相应的检查，这对指导治疗和预防并发症都有极其重要的意义。除检查血糖、尿糖外，还需进行如下检查。

（1）尿酮体测定：如结果显示（＋）或（＋＋＋＋），即表示尿液中含有50～1600mg/L酮体。

（2）C肽测定：胰岛素原在酶的作用下，裂解为一个分子的胰岛素和同样一个分子的连接肽，简称C肽。C肽没有胰岛素的生理作用，而胰岛β细胞分泌胰岛素和C肽呈等分子关系。即分泌几个胰岛素分子，同时必然分泌几个C肽分子。由于C肽清除率慢，肝对C肽摄取率低，血中C肽/胰岛素比例大于5，不受外源性胰岛素的影响，故通过测定血中C肽量的多少，能较准确地反映胰岛细胞的功能。

检查C肽的临床价值：①C肽不受胰岛素抗体干扰，接受胰岛素治疗的患者也可直接测定C肽，以判断病情。②可鉴别各种低血糖原因。如C肽超过正常，可认为是胰岛素分泌过多所致。③定期测定C肽浓度，对了解患者胰岛功能、病情轻重及临床治疗效果都有重要意义。

（3）糖化血清蛋白测定：反映抽血前2～3周的平均血糖水平，为监测糖尿病患者近期病情的指标。

（4）糖化终末产物：糖化终末产物水平与糖尿病视网膜病变的严重性正相关。

（5）血脂检查（主要包括总胆固醇、三酰甘油、低密度脂蛋白胆固醇等）：糖尿病患者常伴有血脂紊乱，容易引起动脉粥样硬化，造成各种心脑血管疾病。

（6）肝肾功能：糖尿病肾病是糖尿病常见的慢性并发症。尿微量白蛋白定量、肾功能等检查，有助于早期发现糖尿病肾病。许多 2 型糖尿病患者往往同时存在肥胖、血脂紊乱、脂肪肝及肝功能异常，故还应做肝功能检查。

（7）尿液检查：观察有无尿蛋白、管型等，可判断肾功能受损情况；尿中白细胞增多，表明患者有尿路感染；尿中红细胞增多可能是由于肾小球硬化、肾小动脉硬化、肾盂肾炎等并发症所致。尿中微量白蛋白和 24 小时尿蛋白定量测定，有助于糖尿病肾病的早期诊断。

除上述外，还可根据情况做其他一些特殊检查。

（1）心脏及下肢血管检查：常规心电图检查可以发现各种心律失常并了解心肌供血情况。下肢血管超声及造影可以了解有无下肢动脉硬化或狭窄，及早发现糖尿病足。

（2）血压检查：糖尿病患者高血压发病率比一般人高 2～6 倍，目前糖尿病患者的血压控制理想目标是 120/80mmHg；伴有神经病变者可有直立性低血压。

（3）眼科检查：糖尿病可引起视网膜病变，严重者可失明，应定期和常规进行眼底检查。眼科检查可发现糖尿病性视网膜病变、白内障。

（4）X 线胸片检查：糖尿病患者肺结核发病率比非糖尿病患者高 3～4 倍，胸部 X 线片可以明确是否同时合并肺结核或肺部感染。

（5）腹部 B 超检查：可了解糖尿病患者有无胆囊炎、胆结石、肾脏病变、胰腺钙化或结石等。

（6）骨密度测定：有助于发现骨质疏松症。

（7）神经科检查：压力觉＋震动觉＋温度觉检查，可以早期发现糖尿病性周围神经病变，肌电图检查可了解有无身神经病变。

（8）CT 检查：患者一旦出现肢体运动障碍、意识改变、口角歪斜、喝水呛咳等，应做头颅 CT 检查，以便明确有无脑血管疾病。

62 糖尿病患者为什么要定期体检？

有些糖尿病患者没有遵照医生的要求，擅自停药，可导致血糖波动幅度加大，造成各种本可以避免的并发症的发生。

2 型糖尿病患者在使用罗格列酮或吡格列酮前，最好先做心脏方面的检查，然后在医生的指导下确定能否使用该类药物，因这类药物存在增加心脏病发病率的危险。此外，最好同时做胰岛 β 细胞功能检测。由于任何药物都存在一定的不良作用，糖尿病患者无论长期服用任何药物，最好定期进行肝功、肾功和心脏功能方面的检查，以便及时发现异常，并及时调整用药，避免带来更大的危害。值得注意的是，由于糖尿病患者患心脏病的风险较高，因此日常生活中一定要做到低脂、低糖、低盐饮食，多运动，从而有效控制血糖、血压和胆固醇水平。

63 糖尿病肾病的诊断依据是什么？

糖尿病患者如果出现蛋白尿、高血压、浮肿、肾功能减退等临床症状，组织学上伴有糖尿病性肾小球硬化时，可诊断为糖尿病性肾病。临床上糖尿病患者常规检查出现蛋白尿，此时病期已由早期进入糖尿病肾病临床期阶段。

（1）早期糖尿病肾病的诊断：主要根据尿微量白蛋白排泄率的增加（正常 <20 μg/min 或 <30mg/24h）。诊断要求 6 个月内连续尿检查有 2 次微量白蛋白排泄率 >20μg/min，但 <200μg/min（30～300mg/24h），同时应排除其他可能引起其增加尿蛋白排泄的原因，如泌尿系感染、运动、肾小球肾炎、原发性高血压、心力衰竭及水负荷增加等。糖尿病控制不佳时也可引起微量白蛋白尿，尿白蛋白的排出 >20μg/min，这时的尿白蛋白排出量不能诊为早期糖尿病肾病。若糖尿病得到有效控制时，但尿白蛋白排出量仍在 20～200μg/min，则可以认为有早期糖尿病肾病。

（2）临床期糖尿病肾病的诊断：①有糖尿病病史；②除外其他原因的间歇性或持续性蛋白尿（尿蛋白阳性），这是临床糖尿病肾病诊断的关键；③可伴有肾功能不全；④伴发视网膜病变，这是有力佐证；⑤肾活检证实，当诊断确有疑问时施行。

64 什么是糖尿病肾病的早期报警信号？

临床中，通常应用尿微量蛋白指标来监测糖尿病肾病的发生，尿微量蛋白的检测是早期发现糖尿病肾病最敏感、最可靠的诊断指标。

人体正常时的尿中白蛋白极少，具体到每升尿液中白蛋白不超过20mg（＜20mg/L）。如果在体检时发现尿中的微量白蛋白在20～200mg/L时属于微量白蛋白尿，此时的病变经治疗后可以逆转，尿常规检查中尿蛋白的显示为阴性（－）。当尿中微量白蛋白超过200mg/L时，说明有大量白蛋白漏出，蛋白尿出现，此时就应注意，肾脏病为不可逆改变，尿常规测试尿蛋白阳性（＋）。故应定期检测尿微量白蛋白（U-MA），普通人应当每年检测一次，糖尿病患者应每3个月测试一次。这对于肾病的预防及早期治疗都有积极作用。

因此，尿微量白蛋白可以作为糖尿病肾病的早期报警信号。早期阶段，糖尿病肾病患者的尿常规检测并无异常，此时糖尿病肾病若不及早发现、正确治疗，患者将进一步出现大量蛋白尿，则进入临床糖尿病肾病期，而临床期的糖尿病肾病治疗难度就会加大，糖尿病肾病病情将持续进展，直至发生糖尿病尿毒症。故糖尿病肾病患者尿微量白蛋白检测，对于糖尿病患者极为重要。总之对于糖尿病肾病及时诊断、治疗得当，这样可使病情得到很大程度上的逆转。

第 四 章

糖尿病的预防

● 重点人群预防糖尿病主要做好以下几点：①加强糖尿病的宣传教育；②加强筛查，尽早检出糖尿病；③常用的筛查方法是空腹血糖检查和（或）口服葡萄糖耐量试验。

● 强化生活方式干预可延迟或预防 2 型糖尿病发生。具体目标包括：使超重或肥胖者体重指数（BMI）达到或接近 $24kg/m^2$，或体重至少减少 5% ~10%；每日饮食总热量至少减少 400 ~500kcal；饱和脂肪酸摄入占总脂肪酸摄入的 30% 以下；中等强度体力活动，建议每周保持在 250 ~300 分钟。

● 糖尿病的高危人群包括有糖尿病的家族史、肥胖、妊娠时有过高血糖、高血压、血脂异常、中年后活动量少、双胞胎中间有一方已发生糖尿病等。

65 如何发现和干预空腹血糖、餐后血糖调节障碍的人群？

因为人群中超过 50% 的 2 型糖尿病病例只有经过筛查才能被检出，因此，要想及早发现有空腹血糖调节障碍或（和）餐后血糖调节障碍的糖尿病高危人群，目前建议推荐应用口服葡萄糖耐量试验（OGTT），进行 OGTT 有困难的情况下可以仅监测空腹血糖。但仅监测空腹血糖会有漏诊的可能性。

重点筛查人群为年龄 ≥45 岁者，特别是 ≥45 岁伴超重（BMI ≥ 24kg/m²）者。若筛查结果正常，可 3 年后重复检查。对于年龄 <45 岁者，存在其他危险因素，如肥胖（BMI≥28kg/m²），糖尿病者的一级亲属，高危种族，有巨大儿（出生体重 ≥4kg）生产史或妊娠糖尿病史，有高血压（血压 ≥140/90mmHg），高密度脂蛋白胆固醇（HDL-C）≤ 0.91mmol/L 及三酰甘油（TG）≥2.20mmol/L；曾为糖耐量受损及（或）空腹血糖受损者。如果筛查结果正常，也是 3 年后重复检查。

对于发现有糖代谢异常的高危人群，应积极进行生活方式及药物的干预，相对中等程度地纠正生活方式就会产生效果。一般要求：主食每天减少 100~150g；运动每周增加 150 分钟；体重减少 5%~7%。

关于药物干预的问题较为复杂，对什么人群进行药物干预？什么时候开始药物干预？用何种药物干预？干预要多久？这些都需进一步考虑，目前，仅将药物干预作为生活方式干预的辅助方法。

由于 1 型糖尿病患病率低，不推荐普遍筛查，也不推荐高危人群筛查。

66 强化生活方式干预预防 2 型糖尿病的目标是什么？

强化生活方式干预可延迟或预防 2 型糖尿病发生。具体目标是：

（1）使超重或肥胖者体重指数（BMI）达到或接近 24kg/m²，或体重至少减少 5%~7%。

（2）每日饮食总热量至少减少400～500kcal。

（3）饱和脂肪酸摄入占总脂肪酸摄入的30%以下。

（4）中等强度体力活动，建议每周保持在250～300分钟。

67 怎样在重点人群中预防糖尿病？

在重点人群中预防糖尿病应注意以下几点：

（1）糖尿病教育，特别是让一般人群熟悉糖尿病的危险因素，并积极控制，如肥胖、活动少、不适当的营养及生活方式等。

（2）加强筛查，尽早检出糖尿病。可采用以下方法：分期分批进行特殊人群体检，如干部体检、单位集中体检；利用其他个别的体检方式，如司机体检、婚前体检、出国前体检；通过各级医院门诊检查；加强对非内分泌专科医生的培训，使之能尽早发现糖尿病；对于因大血管病变、高血脂、肥胖及其他与糖尿病有关的疾病住院者，应进行常规筛查。

（3）常用的筛查方法可用空腹血糖及（或）口服75g葡萄糖负荷后2小时血糖。

68 怎样进行糖尿病并发症的筛查？

对于新发现的糖尿病患者，尤其是2型糖尿病患者，应尽可能早地进行并发症筛查，以尽早发现和处理。初步筛查项目如下。

（1）眼：视力、散瞳查眼底。

（2）心脏：标准12导联心电图、卧位和立位测血压、平板运动心电图。

（3）肾脏：尿常规、镜检、24小时尿白蛋白定量或尿白蛋白与肌酐比值、血肌酐和尿素氮。

（4）神经系统：四肢腱反射、立卧位血压、音叉振动觉或尼龙丝触觉，神经肌电图检查。

（5）足：足背动脉、胫后动脉搏动情况和缺血表现，皮肤色泽，有无破溃、溃疡、真菌感染、胼胝（茧子）、脱落等。

（6）血液生化检查：血脂（总胆固醇、三酰甘油、低密度脂蛋白胆固醇)、肝、肾功能等。必要时做进一步检查，如对于眼底病变可疑者或有增殖前期、增殖期视网膜病变者，应进一步做眼底荧光造影。有下肢缺血者，可行多普勒超声检查、血流测定、肱动脉与足背动脉血压比值。疑有心血管病变者，可行肌酐清除率测定。怀疑有神经病变者，行神经传导速度测定、痛觉阈值测定等。对于青少年发病的和可疑有 1 型糖尿病的患者，查胰岛细胞抗体、胰岛素抗体和谷氨酸脱羧酶抗体以及血胰岛素或 C 肽水平等。对于有胰岛素抵抗表现的患者测定空腹血胰岛素水平等。

完成上述筛查后，再决定患者随访时间和相应处理。对于无并发症的患者，2 型糖尿病患者原则上每年筛查 1 次。1 型糖尿病患者如首次筛查正常，原则上 3～5 年后应每年筛查 1 次。

69 为什么说中国控制糖尿病刻不容缓？

20 世纪 80 年代初至 90 年代末，我国糖尿病患病率上升了 5 倍。据世界卫生组织推测，至 2025 年我国将成为世界上糖尿病患者绝对人数仅次于印度的第二大国。目前按美国糖尿病协会最新标准统计，2010 年我国成人糖尿病为患病率为 11.6%，预计同期糖尿病患病数为 1.14 亿，更为严重的是我国约有 60% 的糖尿病患者未被诊断，并且患者人数还在迅速地增加。

世界卫生组织调查数据同时显示我国超重和肥胖患病率呈明显上升趋势，成人超重率为 22.8%，肥胖率为 7.1%，估计人数分别为 2.0 亿和 6000 多万。大城市成人超重率与肥胖现患率分别高达 30.0% 和 12.3%，儿童肥胖率已达 8.1%，应引起高度重视。与 1992 年全国营养调查资料相比，2002 年成人超重率上升 39%，肥胖率上升 97%，预计今后肥胖患病率将会有较大幅度增长。儿童过度肥胖，随着年龄的增长就有患糖尿病、血脂代谢异常和高血压的危险，对这个问题要有足够的重视。

这些慢性病的预防主要在早期干预，其次才是治疗，早期干预的效果大于治疗，它具有良好的经济学效益。干预的主要措施是加强健康教育的宣传，提高人们的健康意识，养成良好的生活方式，即使发病后的治疗也同样不能忽视生活方式的干预。

70 什么是糖尿病的一级预防？

一级预防是避免糖尿病发病，其目的是对普通或高危人群进行糖尿病的预防，包括以下 3 个方面：

（1）对普通人群应进行加强糖尿病知识宣教，了解糖尿病的定义、症状、体征、常见的并发症以及危险因素，改善生活方式，提倡健康行为，如合理膳食、加强运动、戒烟限酒、心理平衡。定期检查是早期发现糖尿病的主要手段，主要有空腹血糖和糖耐量检测，及时发现异常并干预。

（2）对高危人群应进行生活方式的干预，这些高危人群包括年龄 ≥45 岁，体重 ≥标准体重的 15% 或体重指数（BMI）≥24kg/m²；有糖尿病家族史者，以往有空腹血糖和糖耐量异常者，血脂紊乱，高血压和（或）心脑血管病变者，有妊娠糖尿病史者，有巨婴和死胎儿生产史者，有屡发感染者以及长期使用特殊药物者，如糖皮质激素、利尿剂等。干预措施如下：适当控制主食，限制动物脂肪摄入，使饱和脂肪酸摄入不超过总脂肪酸摄入的 30%；增加体育运动，每周 250～300 分钟；肥胖者减少体重 5%～7%，使体重指数接近 24kg/m²。

71 什么是糖尿病的二级预防？

糖尿病二级预防是及早检出并有效治疗糖尿病，其目的就是减少各种并发症的发生，提高生活质量。糖尿病二级预防的关键是尽早发现糖尿病，积极有效地控制血糖，重视对 2 型糖尿病患者定期进行并发症以及相关疾病的检测，积极干预相关并发症的危险因素，如高血压、血脂紊乱、肥胖和吸烟等可改变的危险因素。加强相关的治疗措施，达到二级预防的目标。

对所有糖尿病患者，加强并发症的教育，使患者了解并发症的早期临床表现、种类、危害性、严重性和相关的危险因素以及预防措施等。强调非药物治疗的重要性，控制饮食和运动是最基础的治疗；1 型糖尿病者应尽早使用胰岛素治疗，加强血糖监测，保证血糖的相对稳定。

在糖尿病治疗方面，强调糖尿病的治疗要全面达标，即满意控制血糖，体重、血脂、血压也要控制达标，尤其是血压的控制特别重要，要比非糖尿病患者的血压降得更低。还要戒烟、戒酒，重视和加强糖尿病教育，使患者和家属掌握有关知识。尽早检测和控制并发症。

72 什么是糖尿病的三级预防？

糖尿病的三级预防主要是防止糖尿病及其并发症的恶化，其目的是减少糖尿病的致残率和死亡率，包括以下几点。

（1）严格控制血糖可以降低糖尿病患者的死亡率和致残率，当合并高血压时，控制血压比控制血糖更为重要。

（2）长期有效地控制血糖和并存危险因素，如高血压、血脂异常和肥胖等，可以显著减少慢性并发症的发生和发展。

（3）预防失明：定期进行眼底检查，及时发现视网膜病变；严格控制血糖是关键，对有激光治疗指征的视网膜病变，给予及时治疗；视网膜剥离、糖尿病性青光眼和糖尿病合并白内障应进行手术治疗，避免患者失明。

（4）防治肾衰竭和心血管疾病：前者是 1 型糖尿病的主要死亡原因，后者则是 2 型糖尿病的主要死亡原因，故严格控制血糖和血压极为重要，首选的降压药为血管紧张素转化酶抑制剂或血管紧张素受体阻滞剂。有效地控制血糖、血压，适当地限制蛋白摄入尤其是植物蛋白的摄入，可明显降低心血管病的发生和发展，以及明显延缓糖尿病肾病的发生与发展。

（5）对于严重的周围神经病变，严格控制血糖并稳定一段时期后，大多数人周围神经病变病情可以得到缓解或好转。

（6）严重的糖尿病足病变可以导致患者截肢，严格控制血糖，注意足的保护，可以明显降低截肢率。

73 如何控制糖尿病前期发展成糖尿病？

目前在糖尿病诊断标准规定了一个处于正常与糖尿病血糖水平中间的时期，此时期血糖水平已高于正常，但尚未到达目前划定的糖尿病诊断水平，称之为糖调节受损，此期的判断亦以空腹血糖及（或）负荷后2小时血糖为准。以前者进行判断时，空腹静脉血糖≥6.1mmol/L但 <7.0mmol/L 称为空腹血糖受损；以后者判断时，负荷后 2 小时血糖≥7.8mmol/L 但 <11.1mmol/L 称糖耐量受损（以往称为糖耐量减退）。目前将此期看作是任何类型糖尿病均可能经过的时期，即由正常人发展至糖尿病者的移行阶段。因此可将此期称之为糖尿病前期。

瑞典的 Malmo 研究和中国的大庆 IGT 研究，分别证明生活方式干预可使糖尿病发病危险降低 50% 和 30% ~ 50%，芬兰的 DPS 研究证明生活方式干预可使糖尿病发病危险降低 58%。美国的 DPP 研究规模更大，研究对象为 3200 人，随访了 3 年，其结果成功地显示了生活方式干预使得美国人糖尿病的发病危险降低了 58%。这些结果不仅证明生活方式干预在全世界范围的有效性和可行性，而且显示中等强度的干预既有效又能为广大人群接受，并常年坚持。

综上所述，如果已经出现糖调节受损，部分患者通过饮食和运动可以恢复正常，如果还达不到目的，可以考虑结合药物治疗，如选择阿卡波糖或二甲双胍。至少有一部分人可以延迟发展为糖尿病，这是一种经济有效的预防措施。

(74) 能否使用药物干预预防 2 型糖尿病？

有研究显示二甲双胍等药物可降低糖尿病前期发生糖尿病的风险。然而，由于目前尚无充分的证据表明药物干预具有长期疗效和卫生经济学益处，因此我国暂不推荐使用药物干预预防糖尿病。

第五章

糖尿病的治疗

● 糖尿病仍是一种不可根治的慢性疾病，需要终生治疗和持续的医疗护理。糖尿病的治疗目标是通过纠正糖尿病患者不良的生活方式和代谢紊乱以防止急性并发症的发生，降低慢性并发症的风险，同时还要提高糖尿病患者的生活质量，保持良好的心理状态。

● 糖尿病的治疗原则：在允许的情况下尽快调整药物。治疗步骤：①生活方式干预和口服二甲双胍类药物；②药物联合应用；③进一步调整治疗方案。

● 糖尿病的饮食原则：①控制体重在正常范围内；②单独或配合药物治疗来获得理想的代谢控制；③饮食治疗应个体化；④膳食总热量的20%～30%应来自脂肪和食用油，其中少于1/3的热量来自于饱和脂肪酸，单不饱和脂肪酸和多不饱和脂肪酸之间要达到平衡；⑤糖类所提供的热量应占总热量的50%～60%；⑥蛋白质的摄入不多于总热量的15%；⑦严格限制饮酒；⑧可食用无热量非营养性甜味剂；⑨食盐限量每天在6g以内；⑩妊娠糖尿病患者应注意叶酸的补充。

● 2型糖尿病患者中少部分患者通过控制饮食、运动锻炼和减轻体重等可控制病情，大部分患者还需口服降糖药物或胰岛素治疗。

● 糖尿病胰岛素治疗用于以下情况：①1型糖尿病在发病时就需胰岛素治疗；②2型糖尿病患者在生活方式和口服降糖药联合治疗的基

础上，如血糖仍未达到控制目标，即可开始口服降糖药物和胰岛素的联合治疗；③对于那些新诊断并且与 1 型糖尿病鉴别困难的消瘦的糖尿病患者，应把胰岛素作为一线治疗；④在糖尿病的病程中，如果出现无明显诱因的体重下降，应尽早给予胰岛素治疗；⑤特殊情况下为了控制血糖，应考虑使用胰岛素治疗。

75 糖尿病饮食治疗的原则是什么?

饮食治疗是所有糖尿病治疗的基础,它是糖尿病自然病程中任何阶段预防和控制糖尿病必不可少的措施,而不良的饮食习惯是导致相关的心血管疾病危险因素如高血压、血脂异常和肥胖的重要原因。饮食治疗的原则有如下几点。

(1)控制体重在正常范围内。

(2)单独或配合药物治疗来获得理想的代谢控制(包括血糖、血脂、血压),有利于对糖尿病慢性并发症的预防。

(3)饮食治疗应个体化。即在制订饮食计划时,除了要考虑到饮食治疗的一般原则外,还要考虑到糖尿病患者的类型、生活方式、文化背景、社会经济地位、是否肥胖、治疗情况、并发症和个人饮食喜好等。一般来讲,对于1型糖尿病患者,供应合适的能量和营养来确保正常的生长和发育,并使饮食治疗和胰岛素治疗得到良好的配合。对于2型糖尿病患者,供应合适的能量和营养来确保正常的生长和发育,减少胰岛素抵抗,帮助患者养成良好的饮食习惯,并使饮食治疗和药物治疗、运动得到良好的配合。对于怀孕和哺乳妇女,供应合适的能量和营养来确保胎儿正常的生长和发育并使代谢得到良好的控制。对于老年糖尿病患者,供应合适的能量和营养并要考虑到心理因素。对于使用胰岛素和促胰岛素分泌剂者,通过教育患者掌握糖尿病自我管理方法,减少或防止低血糖(包括运动后低血糖)发生的危险性。

(4)膳食总热量的20%~30%应来自脂肪和食油,其中少于1/3的热量来自于饱和脂肪酸,单不饱和脂肪酸和多不饱和脂肪酸之间要达到平衡。如患者的低密度脂蛋白胆固醇(LDL-C)$\geqslant 2.6$mmol/L,应使饱和脂肪酸的摄入量少于总热量的10%。食物中的胆固醇含量每天应少于300mg。

(5)碳水化合物所提供的热量应占总热量的55%~65%,应积极鼓励患者多摄入复合碳水化合物及富含可溶性食物纤维素的碳水化合物和富含纤维的蔬菜。对碳水化合物总热量的控制比控制种类更重要。在

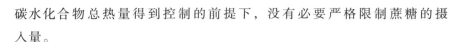

碳水化合物总热量得到控制的前提下，没有必要严格限制蔗糖的摄入量。

（6）蛋白质不应超过需要量，即不多于总热量的15%。有微量白蛋白尿的患者，蛋白质的摄入量应限制在低于每千克体重0.8～1.0g。有显性蛋白尿的患者，蛋白质的摄入量应限制在低于每千克体重0.8g。

（7）膳食纤维及微量营养素，进食含丰富膳食纤维的豆类、谷物类、水果、蔬菜和全麦食物；另外，糖尿病患者容易缺乏维生素B、维生素C、维生素D及铬、锌、硒、镁、铁、锰等多种微量营养素，可根据营养评估结果适量补充。

（8）严格限制饮酒，尤其是肥胖、高血压和（或）高三酰甘油血症的患者。酒精可诱发应用促胰岛素分泌剂或胰岛素治疗的患者出现低血糖。为防止酒精引起的低血糖，饮酒的同时应适量摄入碳水化合物。一般不推荐糖尿病患者饮酒，如饮酒，男性和女性每天的酒精摄入量不能超过15g（相当于150ml葡萄酒或50ml低度白酒）。

（9）可食用无热量非营养性甜味剂，如阿斯巴甜等。

（10）食盐限量在每天6g以内，这对高血压患者尤为重要。

（11）怀孕的糖尿病患者应注意叶酸的补充以防止新生儿缺陷。钙的摄入量应保证每天1000～1500mg，以减少骨质疏松。

76 什么是糖尿病饮食？

糖尿病饮食即专门用于糖尿病患者的特别膳食。这种膳食既要严格控制所供给的热能，又要保证有足够的营养，营养师按照医生的饮食医嘱，计算每个患者所需的食物内容及供给数量。设计食谱的原则是既要保证膳食种类的多样性又要个体化，还需根据患者的饮食习惯、运动情况和营养状态，选择食物品种并严格按照食谱数量称量食品。

糖尿病饮食包括主食：如粳米、面粉；含热能低的食物，主要是蔬菜和瓜果，如青菜、白菜、黄瓜、冬瓜、番茄、豆腐、黄豆芽等；还有少量的肉类（主要是瘦肉）、鸡蛋、牛奶等。禁食或尽量少食纯糖和高糖（或高淀粉）食品，如葡萄糖、蔗糖、麦芽糖、土豆、山芋、粉丝等。

注意进餐要有规律，尽量定时、定量。患者最好在上午、下午和（或）睡前及运动后适当进食，少量多餐，以防止低血糖反应。

⑦⑦ 为什么说糖尿病患者饮食治疗最重要？

饮食治疗是预防糖尿病、改善糖尿病患者生活质量状态和延缓糖尿病并发症的重要措施，在糖尿病各阶段都很重要。任何一种糖尿病类型，任何一个糖尿病患者，在任何时间内都需要进行糖尿病的饮食治疗。有的糖尿病患者可能不需要药物治疗，个别糖尿病患者可能无法进行体育锻炼，但对每一个糖尿病患者来说，没有饮食治疗，就不能达到糖尿病的满意控制。糖尿病患者都有不同程度的胰岛素合成和分泌能力的下降，如果摄取热量过多，餐后血糖就可能升得很高，以至达到严重危害健康的水平。如果饮食不当，摄取热量过多，也可使患者的血压升高、体重增加。上述变化对每一个糖尿病患者都是十分有害的。所以，每个糖尿病患者都必须合理控制饮食，终生进行饮食治疗。饮食治疗不仅对糖尿病患者，甚至对中青年来说，都是十分重要的。

⑦⑧ 糖尿病患者能吃哪些甜食？

饮食控制不仅仅是限制主食和糖分，主要是限制总热量。所以，糖尿病患者并不是一点甜食或糖分都不能吃，主要取决于食品的热量。一般而言，血糖指数（GI）越低的食物对血糖升高反应越小，GI < 55 为低 GI 食物，GI 在 55～75 为中等 GI 食物，>75 为高 GI 食物。低 GI 食物在胃肠道停留时间长，糖类消化吸收率低，可减少餐后血糖升高。国外进行的 14 项有关 GI 与糖尿病防治的研究中，有 10 项研究证实，食用低 GI 膳食的患者餐后血糖平均降低了 16%，HBA1c 平均降低了 9%，具有与口服降糖药相似的临床作用。

糖尿病患者主要应限制含有较多葡萄糖、蔗糖食物的摄入，如白糖、红糖、蜂蜜、含糖饮料及甜果汁、果酱、各种甜点心、巧克力等高 GI 食物，它们含热量较高，吸收后会明显升高血糖。豆类及未加工的谷类是中等 GI 食物，如燕麦、大麦、小麦、全麦面包、小扁豆等。

糖尿病患者可以少量进食无淀粉水果，原则是"总体控制，局部调整，主食换水果"。例如，每天可减少 25g 主食，而进食等热量的水果：相当于苹果 150g、桃 175g、鸭梨 200g、菠萝 200g、柑橘 200g、葡萄 200g、鲜枣 75g、香蕉 100g、山楂 100g、柿子 125g、鲜荔枝 125g、猕猴桃 150g、樱桃 200g、杏 250g、哈密瓜 250g、草莓 300g。上述水果中所含的主要为果糖，虽然甜度高，但是吸收却比葡萄糖慢，升高血糖的作用也很缓慢，可以在缺乏胰岛素和无氧时直接代谢，同时可以补充食物纤维及维生素。

市场上有不少适合糖尿病患者的"无糖甜品或食品"，常见的甜味剂分为含热量的和不含热量两种。前者包括果糖、木糖醇和山梨醇等，这些甜味剂虽然都含热量，但是吸收相对较缓，对血糖的影响较小；不含热量的甜味剂包括糖精和阿斯巴甜等人工化合物，但有一些不良作用，甚至存在致癌作用，所以很少使用。

糖尿病患者还要注意大部分坚果类的食物热量都很高，如花生、瓜子、核桃、杏仁等，每 100g 中含有 40～50g 的脂肪；淀粉和油类所含的热量也很高，进食后都会使血糖升高，同样要严格控制。一般规律是粗粮的 GI 低于细粮，复合碳水化合物的 GI 低于精制糖。

79 2 型糖尿病饮食治疗的误区有哪些？

2 型糖尿病患者的饮食治疗是控制糖尿病的基础，也是不可缺少的重要治疗措施。然而，在临床上很多医生和患者都走入了饮食治疗的误区。

✖ 误区 1：只控制主食即可

有些患者错误地认为只要减少主食的量即可控制血糖。他们忽略了蛋白质、脂肪及零食的控制。合理的饮食治疗必须保证总热量的控制以及碳水化合物、蛋白质和脂肪的比例均衡。总热量控制应根据患者的理想体重、活动量和生活规律来确定。营养学明确规定在确定了需要的总热量后，应按照热量比例，即碳水化合物占 50%、脂肪占 30% 和蛋白质占 20% 来配比食物，并根据伴发疾病的情况做适当调整。营养素的合理比例极为重要，如果仅控制碳水化合物，脂肪和蛋白质的摄入就会相应增加。这也将引起总热量的增加，反而不利于血糖的控制。作为临床医生，应在向患者强调饮食控制时，必须明确告诉患者合理搭配、均衡饮食以及控制总热量摄入。

✗ 误区 2：认为热量摄入越少越好

过度节食，虽然可使血糖下降，但由于热量和营养素摄入不足，正常需要的能量由体内的脂肪分解而供给，结果酮体产生增多，易导致酮症酸中毒；也可造成营养不良，引起机体抵抗力下降，易合并感染及肺结核。或者是限制热量或碳水化合物与限制葡萄糖等同起来，结果过度地限制甜品，却没有控制热量，使饮食疗法失败。

✗ 误区 3：只注重限制甜品，忽视了热量

只限制甜品，而没有限制饮酒和吸烟。酒精除提供热量外，无任何营养价值，过量饮酒可抑制食欲，加重营养缺乏；但有一些低度的酒可能对糖尿病患者影响不大，像干红、干白，就是不含糖的意思，然而酗酒肯定有害。吸烟不但对正常人的健康有害，对糖尿病患者更加不利，不但容易使血糖升高，还容易引起并发症。

✗ 误区 4：忽视平衡膳食

少吃主食多吃鱼肉，提倡平衡膳食，多食食物纤维，低糖、低脂、低盐，多吃蛋白质，但过多的进食肉类会使总热量增加。尤其是过多的植物蛋白质摄入会使肾小球滤过率增加，加重肾脏负担，并可引起高尿酸血症。应该以优质蛋白质为主，如奶类、禽蛋类、水产类的蛋白质，它们含必需氨基酸（指人体不能合成，只能靠外界供给的氨基酸）较多，营养价值高，利用率高。对肾脏具有保护作用，对糖尿病的血糖水平亦无不良影响。

因为甜就意味着糖，害怕吃甜水果，却不知水果中还含有很多对糖尿病有利的，维生素、膳食纤维和微量元素，如铬、锰等，对提高体内胰岛素活性有很好的帮助，在血糖得到控制的情况下，适当进食各种水果对人体不但无害，而且有益。

忽视高纤维饮食。不要吃得太精细，多吃粗粮和蔬菜对糖尿病患者是非常有利的。

误区 5：坚决不用药

有些患者认为，用药控制血糖会有不良作用，所以坚持只靠控制饮食和运动来控制血糖，这种方法也不可取。饮食和运动是控制血糖的基础，国内外临床研究结果均显示，单纯饮食和运动可使 HbA1c 绝对值下降1%左右。对于超重和肥胖患者，饮食和运动的作用相对明显。对于血糖基础较高的患者，仅选择饮食控制和运动，有时很难达到理想的血糖控制效果，应给予合理的药物早期治疗、早期控制好血糖，以预防和延缓糖尿病并发症，提高生活质量。另外，坚持只靠饮食控制有可能带来负面效果，如有些孕妇患有糖尿病害怕用胰岛素，采用严格控制饮食的方法，往往导致胎儿生长缓慢。饮食控制应根据患者自身的情况来进行，必要时需要结合药物治疗；否则矫枉过正往往可造成营养不良，产生一系列不良后果。

误区 6：减少进餐次数

有些患者每天只吃1餐或2餐，认为这样就可以控制血糖，糖尿病饮食治疗中很重要的一点是少食多餐，鼓励患者加餐，但是以总热量不增加为前提。尤其是接受胰岛素治疗以后经常在下一餐前发生低血糖反应的患者，少食多餐对于预防低血糖发生和维持血糖平稳十分重要。

少食多餐，有利于保证营养的吸收和利用，而又减轻胰岛负担，有人把吃零食误认为是少食多餐，零食不离口，尤其是含油脂多的花生、瓜子、杏仁等，虽然可减轻饥饿感，但这些坚果类食物除含丰富的蛋白质外，还有很高的热量，同时还可升高血脂。

除饮食治疗外，健康的生活方式（如坚持运动、戒烟等）可能会阻止糖尿病前状态（糖耐量受损、空腹血糖受损）进入临床糖尿病阶段，同时对高血压、血脂异常等具有有益的调节作用，还可预防心血管疾病的发生、发展。糖尿病患者或糖尿病高危人群，应坚持长期饮食控制和健康的生活方式，需要时还应积极配合合理的药物治疗，这对控制病情极为重要。

80 低碳水化合物饮食是否有利于 2 型糖尿病患者病情的控制？

在糖尿病综合管理治疗中，营养治疗是一项最基本的措施，只有将饮食中所含有的碳水化合物、脂肪、蛋白质三大热源营养素调配合理才容易控制好血糖，使药物治疗发挥其应有的作用。很多 2 型糖尿病患者希望通过低碳水化合物、低纤维、高脂肪（特别是饱和脂肪酸）的饮食来控制血糖，但美国麻省的研究发现，这样的饮食会给这些患者带来严重的心血管并发症。

研究纳入了 40 例患 2 型糖尿病且病情控制不佳（糖化血红蛋白 > 7%）的成人患者，平均年龄 55.5 岁，平均体重指数为 35.48kg/m²，其中 48% 为男性，研究人员调查了所有参试人员的饮食、生理，以及人口统计学信息。

结果表明，参试者的平均每日能量摄入量为 1778kcal，平均每日碳水化合物摄入量为 159g，平均每日膳食纤维摄入量为 11.4g。饮食组成的比例为：33% 的碳水化合物，45% 的脂肪（15% 为饱和脂肪），20% 的蛋白质。参试人员的糖化血红蛋白平均水平为 8.3%。所有参试者中，77.5% 被诊断为高脂血症，67.5% 被诊断为高血压，15% 被诊断为心脏病。

研究提示：上述的饮食模式对 2 型糖尿病患者的病情控制不利。碳水化合物的摄入低于美国糖尿病协会推荐的标准，而脂肪尤其是饱和脂肪的摄入远超过了推荐的范围。除了碳水化合物之外，医生还应对患者其他营养素和摄入做出合理的推荐，例如，对饱和脂肪及膳食纤维的摄入量等。

81 糖尿病患者应怎样计算饮食量？

糖尿病患者通过饮食控制达到降低血糖的目的，是最基础也是必需的治疗手段。一些人通过单纯的饮食控制可以保持正常的血糖水平，而服用药物或使用胰岛素的患者，更需要做到饮食适当，才能获得满意的疗效。同时还具有非常好的经济学效益。

饮食控制的前提条件是既要保证足够的能量和营养的供应，又要最大限度地控制血糖在一个满意的范围内。

饮食控制的原则，必须因人而异，使摄入和消耗保持平衡。计算饮食量是根据患者的标准体重和活动量确定合理的摄入总能量。标准体重＝身高（cm）－105。根据活动量确定摄入的能量时，一般按轻度、中度、重度三个活动量档次，分别对应每千克体重30、35、40kcal。肥胖者适当减少能量摄入量，消瘦者要适当增加摄入量，以维持实际体重达到或略低于理想体重。

如身高170cm的人，则其标准体重为170－105＝65（kg）；从事家务劳动和太极拳等体育活动，属轻度活动量，日摄入能量应为30×65＝1950（kcal）。把这个总能量分配到糖类、蛋白质和脂肪这三大营养素中去。推荐的方案是：蛋白质摄入按每千克体重1.2g，脂肪按每千克体重1.0g，余下的为糖类。他的饮食蛋白质应为1.2×65＝78（g），脂肪为1.0×65＝65（g）。每克蛋白质含能量4kcal，每克脂肪含能量9kcal，这1950kcal中，剩下的就应该是糖类提供的能量＝1950－4×78－9×65＝1053（kcal），每克糖类含能量也是4kcal，则应摄入糖类1053/4＝263（g）。这些营养素可按每日早餐1/5、午餐2/5、晚餐2/5分配。再选择合适的饮食配方。不同种类食物的营养素含量的平均值见下表。

不同种类食物的营养含量和能量的平均值（/100g）

	谷类	面粉	奶类	肉类	豆类	蔬菜类	水果类	蛋类	水产品	油类
能量（kcal）	323.3	352.9	123.3	306.0	348.9	20.9	37.8	130.8	73.3	869.3
糖类（g）	69.3	74	12.2	1.8	25.3	3.8	8.6	1.4	1.8	0.0
脂肪（g）	1.4	1.7	5.9	26.9	13.0	0.2	0.2	9.0	2.0	99.9
蛋白质（g）	8.4	10.4	5.5	14.4	23.6	1.1	0.4	11.1	12.0	0.0

这仅仅是一个原则，在实际操作时，可根据具体患者的饮食生活习惯、病情和用药情况适当调整。如较肥胖者，总能量适当降低。消瘦者热能每千克体重可适当增加3～5kcal，尤其是增加蛋白质的量，可按每

千克体重 1.2~1.5g 的比例给予，伴有糖尿病肾病者，就应更多地选择优质蛋白质，略减少摄入量以保护肾功能。

82 五谷杂粮对糖尿病患者有何益处?

常见的五谷杂粮有大米、小麦、小米、玉米、薏米、黄豆等，其对糖尿病患者有一定益处，具体如下。

大米又名粳米，味甘性平，具有补中益气、健脾和胃、除烦渴的功效。北方地区冬天室内有暖气，空气干燥，早晚喝些大米粥，可以避免口干舌燥。但糖尿病患者应注意，大米不同的烹调方法对血糖的影响不同。等量大米煮成的干饭比稀饭对血糖的影响小。故糖尿病患者早餐进食干饭有助于控制血糖。

小麦味甘，性平微寒，有健脾益肾、养心安神功效。心烦失眠者可用小麦粒与大米、大枣一起煮粥服。此外，麦麸含高膳食纤维，对高脂蛋白血症、糖尿病、动脉粥样硬化、痔疮、老年性便秘、结肠癌都有防治作用。

小米又名粟米，味甘性平，有健脾和胃作用，适用于脾胃虚热、反胃呕吐、腹泻及产后、病后体虚者食用，尤其是对糖尿病体虚者适宜。小米熬粥时液体表面上浮的一层细腻的黏稠物，俗称为"米油"。米油的营养极为丰富，滋补力最强，故有"米油可代参汤"之称。

玉米味甘性平，具有健脾利湿、开胃益智、宁心活血之功效。玉米油中的亚油酸能防止胆固醇在血管壁沉积，这对防止动脉粥样硬化性疾病有一定作用。此外，它还有利尿和降低血糖的作用，适合糖尿病患者食用。有人发现，吃玉米能刺激脑细胞，增强人的记忆力。玉米中所含的叶黄体和玉米黄质可以预防老年黄斑变性的发生。

薏米又叫苡米，其所含蛋白质较大米、白面高，易消化吸收，这对减轻胃肠负担、增强体质有益。薏米味甘淡，性微寒，有健脾、补肺、清热、利湿之功效。薏米可抗肿瘤、增强免疫力、降血糖等。将薏米与大米煮粥或加入适量冰糖食用，能使肿瘤患者食欲增加、减低放化疗药物的毒副作用。此外，薏米中含有的薏苡素对横纹肌有抑制作用，可减少皱纹，起到美容作用。

黄豆味甘性平，具有健脾益气之功效，脾胃虚弱者宜常吃。用黄豆制成的各种豆制品如豆腐、豆浆等，也具有药性，如豆腐可宽中益气、清热散血，尤其适合痰热咳喘、伤风外感、咽喉肿痛者食用，可以增强糖尿病患者的抵抗力。

83 碳水化合物对人体的重要性如何？糖尿病患者所需的碳水化合物应怎样搭配？

机体内的碳水化合物包含如肌肉和肝内的糖原、体内的糖蛋白、糖脂等，它是人体组织中的重要物质。碳水化合物产生的能量对维持脑细胞功能极为重要，人在休息状态下，为维持脑功能每日至少需 100 ~ 150g 的葡萄糖。糖尿病患者如发生低血糖，特别是严重的低血糖，将会危及生命。

糖尿病患者胰岛 β 细胞分泌胰岛素异常，导致机体对血糖调节障碍，在碳水化合物摄入过多时可出现高血糖。当糖尿病患者处于饥饿状态时，碳水化合物摄入不足，体内供能就需要动用脂肪与蛋白质代谢，故较容易引起酮症酸中毒。目前在临床上对糖尿病患者的碳水化合物供给原则已从过去占总能量 30% 或 40% 提高到 50% ~60% 为宜，不宜超过 70%。这是由于适量的碳水化合物可以增加机体细胞对胰岛素的敏感性。某些糖尿病患者，如因营养不良，体重指数低于 $18.5kg/m^2$ 者，碳水化合物的供给比例则可以达 65%。原则上需根据患者的具体情况，以空腹血糖的高低为主要参考，来确定每个患者的每日碳水化合物供给比例，而且其比例也不是恒定的。根据个体病情的变化选择最合理的比例，且应该相对稳定在一段时间内。下表是常见食物碳水化合物的含量。

常见食物碳水化合物的含量（g/100g）

食物名称	碳水化合物	食物名称	碳水化合物	食物名称	碳水化合物
藕粉	92.9	小麦粉（标准粉）	71.5	方便面	60.9
粉丝	82.6	饼干	70.6	苦荞麦粉	60.2
稻米（早籼，标一）	76.8	高粱米	70.4	豇豆	58.5
稻米（粳，标一）	76.3	玉米面（黄）	69.6	面包	58.1
小麦（龙麦）	76.1	蛋糕	66.7	绿豆	55.6
糯米（粳）	76.0	玉米（黄）	66.6	扁豆	55.4
挂面（标准粉）	74.4	荞麦	66.5	牛乳粉（全脂）	51.7
小米	73.5	燕麦片	61.6	油条	50.1

84 糖尿病患者怎样选用脂肪食物？

　　糖尿病患者对富含脂肪的食物选择，原则上是在控制总能量的前提下，把脂肪的能量控制在 20%～30%。对肥胖和超重的糖尿病患者，脂肪能量应控制在 20% 左右为宜。对体重尚处于理想范围内高值，但脂肪代谢已处于异常状态的患者，脂肪食物的能量也要控制。糖尿病个体选择脂肪类食物时应多选择不饱和脂肪酸食物，适量选用饱和脂肪酸的食物。植物性脂肪富含不饱和脂肪酸，有降低血清胆固醇防止动脉粥样硬化的作用；动物脂肪除鱼油外，多含饱和脂肪酸，可导致血清胆固醇升高，引起动脉粥样硬化。老年糖尿病患者在选用脂肪类食物更要结合个人的体重、血脂水平来考虑。美国糖尿病协会于 2006 年提出的糖尿病管理中膳食脂肪的建议：①饱和脂肪酸摄入量小于总热量 7%；②尽量减少反式脂肪酸摄入；③胆固醇摄入量每天少于 200mg，每周 2 份以上海鱼（煎鱼除外）可提供 ω−3 多不饱和脂肪酸。下表分别是常见食物的脂肪及胆固醇含量。

常见食物的脂肪含量（g/100g）

食物名称	脂肪	食物名称	脂肪	食物名称	脂肪
茶油	99.9	巧克力	40.1	油条	17.6
花生油	99.9	北京烤鸭	38.4	油豆腐	17.6
玉米油	99.2	开口笑（麻团）	30.0	叉烧肉	16.9
核桃（干）	58.8	油面筋	25.1	黄豆（大豆）	16.0
山核桃（干）	50.4	腐竹	21.7	月饼（枣泥）	15.7
芝麻（黑）	46.1	牛乳粉（全脂）	21.2	鹅蛋	15.6
杏仁（苦）	45.9	方便面	21.1	鸭蛋	13.0
西瓜子（炒）	44.8	鹅	19.9	猪肉（腿）	12.8
花生仁	44.3	鸭	19.7	酱牛肉	11.9

常见食物的胆固醇含量（mg/100g）

食物名称	胆固醇	食物名称	胆固醇	食物名称	胆固醇
猪脑	3100	鸡肝	429	奶油	168
鸡蛋黄	1705	猪肾	405	猪肉松	165
咸鸭蛋（全）	742	猪肝	368	猪肚	159
小虾米	738	凤尾鱼（罐头）	330	猪心	158
鸡蛋（全）	680	墨鱼	275	对虾	150
松花蛋（全）	649	鱿鱼（水发）	265	梭鱼	128
虾皮	608	螃蟹（河蟹）	235	鸡	117
鲫鱼子	460	鸡肫	229	黄鳝	117

85 糖尿病患者选用蛋白质的原则是什么？

蛋白质是人体生命的重要物质基础，它以多种形式出现在人体内，如代谢中需用的酶与激素、血红蛋白、胶原蛋白、血浆蛋白及具有免疫作用的抗体等。人体内蛋白质如丢失 20% 以上，生命就会终止。蛋白质的主要食物来源为蛋、鱼、虾、瘦肉（牛、羊、猪肉）等动物食品及大豆等。糖尿病患者因饮食控制相对严格，但对蛋白质的选用基本上与健康人相同。在选用蛋白质食物时，要注意动物性蛋白质（也称优质

蛋白质，含有 8 种必需氨基酸：缬氨酸、异亮氨酸、亮氨酸、苯丙氨
酸、甲硫氨酸、色氨酸、苏氨酸、赖氨酸）须至少占1/3。在纠正老年
糖尿病时，常因过于严格控制饮食使患者处于饥饿状态，而导致蛋白质
摄入不足，最终出现低蛋白血症或营养不良状况。对糖尿病合并肾病导
致肾功能不全时，蛋白质的选用要慎重，摄入量每天按每千克体重
0.6～0.8g为宜；同时，要观察肾功能状态。全天蛋白质的能量宜占总
能量的 12%～15%，生长发育的儿童按 20% 计算。下表是常见食物的
蛋白质含量及常见食物的能量和三大产能营养素含量。

常见食物的蛋白质含量（g/100g）

食物名称	蛋白质	食物名称	蛋白质	食物名称	蛋白质
羊肉（瘦）	20.5	草鱼	16.6	鸡蛋	12.8
牛肉（瘦）	20.2	河虾	16.4	鸭蛋	12.6
鸡	19.3	豆腐干	16.2	豆腐	8.1
猪肉（腿）	17.9	鸭	15.5	牛乳	3.0
大黄鱼（大黄花鱼）	17.7	胖头鱼（花鲢鱼）	15.3	豆浆	1.8

常见食物的能量和三大产能营养素含量（g/100g）

食物名称	能量（kcal）	蛋白质	脂肪	碳水化合物
大麦（元麦）	307	10.2	1.4	63.4
稻米（早籼，标一）	351	8.8	1.0	76.8
荞麦	324	9.3	2.3	66.5
小麦粉（标准粉）	344	11.2	1.5	71.5
小米	358	9.0	3.1	73.5
玉米（黄）	335	8.7	3.8	66.6
扁豆	326	25.3	0.4	55.4
蚕豆（去皮）	342	25.4	1.6	56.4
豆腐	81	8.1	3.7	3.8
豆腐干	140	16.2	3.6	10.7
豆浆	13	1.8	0.7	0.0

续表

食物名称	能量（kcal）	蛋白质	脂肪	碳水化合物
黄豆（大豆）	359	35.1	16.0	18.6
绿豆	316	21.6	0.8	55.6
牛肉（瘦）	106	20.2	2.3	1.2
羊肉（瘦）	118	20.5	3.9	0.2
猪肉（腿）	190	17.9	12.8	0.8
小黄鱼（小黄花鱼）	99	17.9	3.0	0.1
胖头鱼（花鲢鱼）	100	15.3	2.2	4.7
鸡蛋	156	12.8	11.1	1.3
鸭蛋	180	12.6	13.0	3.1

86 膳食纤维的糖尿病患者怎样才能保证膳食纤维的摄入量？

　　膳食纤维在蔬菜与水果中含量十分丰富，平时如果能做好平衡膳食与合理营养一般不会缺乏。部分健康人和糖尿病患者因饮食习惯、区域性环境限制或个人的不良嗜好，往往存在摄入不足或摄入过多。糖尿病患者的膳食纤维摄入需要量应由医生、护士、营养师予以指导。

　　膳食纤维广泛存在于粗粮、豆类、蔬菜、水果、海藻、食用菌等天然食物中。纤维素和半纤维素不能溶于水，称为不可溶性膳食纤维，一般在根茎类蔬菜、谷类的外皮及粗粮中含量较高。果胶、树胶能溶于水，称为可溶性膳食纤维，以水果和蔬菜中多见。我国营养学会2000年提出：成年人膳食纤维适宜摄入量为每天30g，2002年我国居民营养与健康调查结果显示，人均膳食纤维摄入量每天只有12g。

　　糖尿病患者需坚持下列方法才能达到摄入量目标：①食品多样化，这样可吃到可溶性膳食纤维与不可溶性膳食纤维；②进食全谷类食品；③每周吃2~3次豆类；④每天500g左右蔬菜；⑤每天低糖水果100~200g。下表是常见食物膳食纤维的含量。

常用食物膳食纤维的含量（g/100g）

食物名称	膳食纤维	食物名称	膳食纤维	食物名称	膳食纤维
竹笋(白笋,干)	43.2	枣(沙枣)	18.4	大麦(元麦)	9.9
冬菇(干)	32.3	黄豆	15.5	核桃	9.5
香菇(干)	31.6	青稞	13.4	梨(软梨)	9.1
麸皮	31.3	扁豆(白)	13.4	荞麦	6.5
黑木耳(干)	29.9	菜花(脱水)	13.2	绿豆	6.4
蕨菜(脱水)	25.5	蚕豆(带皮)	10.9	玉米面	5.6
香杏丁蘑	24.9	小麦(龙麦)	10.2	花生仁(生)	5.5
紫菜	21.6	黑豆(黑大豆)	10.2	燕麦片	5.3

87 如何制订糖尿病饮食计划？

制订糖尿病饮食计划，要做到以下几步。

第一步：简单估算标准体重。标准体重(kg) = 身高(cm) – 105。

消瘦：低于标准体重 20%；肥胖：超过标准体重 20%；正常：标准体重 ±10%。

第二步：计算每日所需总热量。根据标准体重和参与体力劳动的情况，计算出每日需要从食物中摄入的总热量。每天需要的热量 = 标准体重 × 每千克体重所需热量，见下表。

不同体力劳动时每千克体重所需要的热量（kcal）

体型	卧床	轻体力劳动	中度体力劳动	重体力劳动
消瘦	20～25	35	40	40～45
正常	15～20	30	35	40
肥胖	15	20～25	30	35

例如：一名患者身高 167cm，体重 75kg，中度体力劳动。他的标准体重为 167 – 105 = 62（kg），实际体重超过标准体重 20%，属于肥胖。每日所需热量计算：62 × 30 = 1860（kcal）。

第三步：选择对应热量的食谱（所有食物均为烹调前生料）。

1200kcal 食谱举例

早餐：面食 50g 牛奶 250ml

午餐：米饭 75g 瘦肉 50g 蔬菜 250g 植物油 10g

晚餐：米饭 75g 鱼 75g 蔬菜 250g 植物油 10g

1400kcal 食谱举例

早餐：面食 50g 牛奶 250ml

午餐：米饭 100g 瘦肉 50g 蔬菜 250g 植物油 10g

晚餐：米饭 100g 鱼 75g 蔬菜 250g 植物油 10g

1600kcal 食谱举例

早餐：面食 75g 牛奶 250ml 鸡蛋 1 个

午餐：米饭 100g 瘦肉 50g 蔬菜 250g 植物油 10g

晚餐：米饭 100g 鱼 75g 蔬菜 250g 植物油 10g

1800kcal 食谱举例

早餐：面食 75g 牛奶 250ml 鸡蛋 1 个

午餐：米饭 125g 瘦肉 50g 蔬菜 250g 植物油 10g

晚餐：米饭 125g 鱼 75 g 蔬菜 250g 植物油 10g

2000kcal 食谱举例

早餐：面食 75g 牛奶 250ml 鸡蛋 1 个

午餐：米饭 125g 瘦肉 75g 蔬菜 250g 植物油 10g

晚餐：米饭 125g 鱼 100g 蔬菜 250g 植物油 15g

2200kcal 食谱举例

早餐：面食 75g 牛奶 250ml 鸡蛋 1 个

午餐：米饭 150g 瘦肉 75g 蔬菜 250g 植物油 15g

晚餐：米饭 150g 鱼 100g 蔬菜 250g 植物油 15g

制订膳食计划（举例）

性别：男 年龄：56 岁 身高：170cm 体重：85kg 职业：会计

（1）计算标准体重：170 - 105 = 65（kg）。

（2）判断患者体型：实际体重 85kg，比标准体重超 30%，属肥胖。

（3）判断体力劳动程度：会计属轻体力劳动。

（4）计算每日所需总热量：按照成人糖尿病热量供给标准表，每日应摄入热量标准为每千克体重 20～25kcal，因此全天所需总热量：65 ×（20～25）= 1300～1625（kcal）。

考虑到患者体型肥胖且从事轻体力劳动，因此，需严格控制主食量，推荐 1400kcal 食谱：

早餐：面食 50g　牛奶 250ml

午餐：米饭 100g　瘦肉 50g　蔬菜 250g　植物油 10g

晚餐：米饭 100g　鱼 75g　蔬菜 250g　植物油 10g

88 如何调整膳食中各种营养素的比例?

调整膳食中各种营养素的比例，要进行如下计算。

（1）碳水化合物：膳食中碳水化合物所提供的能量应占总能量的 50%～60%。1g 碳水化合物可提供 4kcal 热量。

（2）脂肪：占全日总能量的 20%～30%，胆固醇控制在每日 300mg 以下。1g 脂肪可提供 9kcal 热量。

（3）蛋白质：占全日总能量的 10%～15%，其中植物蛋白 50%，动物蛋白 50%，有显性蛋白尿的患者蛋白质摄入量宜限制在每日每千克体重 0.8g。1g 蛋白质可提供 4kcal 热量。

（4）膳食纤维：每日需摄入纤维素量为每千卡热量中含 14g，可从粗粮、蔬菜、水果、豆类及菌藻类中获取。

（5）盐：食盐摄入量限制在每天 6g 以内，合并高血压患者更应严格限制摄入量。

以前述所需食物摄入的总热量为 1860 千卡的患者为例，其中碳水化合物占 50%～60%，即 1860 ×（50%～60%）= 930～1116（kacl）。其中蛋白质为 15%～20%，即 1860 ×（15%～20%）= 279～372（kcal），脂肪占 30%，即 1860 × 30% = 558（kcal）。

将以上三大营养素的热量换算成以克为单位的量，患者每日需要摄入：

碳水化合物：（930～116）÷4＝232～279（g）

蛋白质：（279～372）÷4＝70～93（g）（近似值）

脂肪：558÷9＝62（g）

合理分配三餐。

89 糖尿病患者宜选用哪些食物？

糖尿病患者应该选用的食物包括：①粗加工谷类中的大麦、硬质小麦、通心面、黑米、荞麦、强化面条、玉米面粥、稻麸等；②干豆类及其制品，如绿豆、蚕豆、扁豆、四季豆等；③乳类及其制品，如牛奶、酸奶、奶粉等；④薯类如粉条、藕粉等；土豆、山药等块根类食物，因其所含淀粉为多糖类，含量在20%左右，可代替部分主食；⑤蔬菜水果类，如西红柿、黄瓜、李子、樱桃、猕猴桃、柚子等，应根据血糖情况酌情摄取。如空腹血糖控制不理想应少食，空腹血糖控制较佳时这些含糖量低的水果可不必限制过严。

另外需注意蔬菜类虽普遍含纤维素较多，含糖量较低，但不同品种含糖量亦不同，选用时应加以区别。平时应坚持每周摄入2次各种鱼类。在烹饪油及其他脂肪类食物的选择上，宜选用一定量的不饱和脂肪酸，其中多不饱和脂肪酸含量高的常见食物有豆油、亚麻油、鱼油、棉籽油等，单不饱和脂肪酸含量高的常见食物有花生、花生油、花生奶油、山核桃、腰果、杏仁、橄榄等。

90 糖尿病患者应忌用或少用哪些食物？

精制糖如红糖、白糖等易吸收、升血糖作用快，故应尽量少食，但当发生低血糖时例外；忌油炸、腌制等食物。高糖食物如甜饮料、甜饼干、西瓜、橘子等，富含饱和脂肪酸与胆固醇的食物，如牛油、猪油、奶油、肥肉、动物内脏、蟹黄、鱼子等也应该少吃。

91 抗氧化剂和膳食纤维对糖尿病有好处吗?

大规模安慰剂对照研究显示,大剂量抗氧化剂对糖尿病患者无肯定性益处,却可导致腹泻、出血和毒性反应等。有学者对 9000 多例心血管疾病患者(其中38%确诊有 2 型糖尿病)每日补充维生素,随访了 4.5 年,结果未观察到任何益处。因此,目前业界认为,对于能充分摄取平衡膳食的糖尿病患者无须额外补充抗氧化型维生素和微量元素。

研究表明,可溶性膳食纤维增至每日 50g 可显著降低餐后血糖,但目前无论膳食或肠内营养制剂尚难提供如此高的可溶性膳食纤维量。同时,如此大量的可溶性膳食纤维是否会导致或加重糖尿病患者胃肠道的不耐受、延缓胃排空及影响其他营养素吸收等均有待研究。荟萃分析提示,大量可溶性膳食纤维可显著降低低密度脂蛋白胆固醇,但同时可轻度降低血浆高密度脂蛋白胆固醇,而对血浆三酰甘油没有显著影响。所以,通过增加可溶性膳食纤维来控制血糖可能是有效,但却不现实。

92 糖尿病患者怎样吃水果更科学?

水果不仅含有大量维生素、果胶、纤维素和矿物质,还含有大量水分,既营养又可口,这对糖尿病患者极为重要,但糖尿病患者吃水果时要注意以下几点。

糖尿病患者最好在自身血糖控制良好或接近良好的情况下食用水果。血糖控制良好的标准是:空腹血糖 <7.0mmol/L,餐后 2 小时血糖 <10.0mmol/L,糖化血红蛋白 <7.0%,血糖稳定,短期内没有较大波动。其次,吃水果的时间最好选在两餐之间,饥饿时或者体力活动之后。最后掌握每天水果的摄入量,每 100g 新鲜水果产生的能量为 20 ~ 100kcal。血糖控制稳定的患者,每天可吃 200 ~ 400g 的水果。糖尿病患者要避免一次性吃较多水果。糖尿病患者食用水果时应该适当减少主食。

各种水果所含糖的性质也明显不同,如含蔗糖、葡萄糖为主的水果对血糖的波动影响较大,而含果糖为主的水果对血糖的波动影响较小。

93 糖尿病前期是否应少吃主食？

欧洲糖尿病研究学会年会上公布的一项研究显示，对于糖尿病前期人群而言，低碳水化合物饮食及低脂饮食均可降低其血糖水平并减少肝脏脂肪含量。进一步研究发现，与低脂饮食相比，低碳水化合物饮食似乎益处更大。这意味着，少吃主食对糖尿病前期人群更为重要。

该研究显示，与低脂饮食组相比，低碳水化合物组受试者的空腹血糖与血压降幅更大。两种饮食方式短期干预都能显著改善低密度脂蛋白胆固醇和三酰甘油水平，但低碳水化合物饮食短期干预对三酰甘油、长期干预对低密度脂蛋白胆固醇的改善更加明显。

相关分析显示，尽管两种饮食方式对代谢指标的影响相似，但与低碳水化合物饮食相比，低脂饮食所致的肝脏脂肪减少与体重降低密切相关，说明低脂饮食与低碳水化合物对人体代谢的调节作用不同。

94 为什么要提倡遵循国际糖尿病联盟的全球指南来指导治疗？

目前，2 型糖尿病发病机制存在东、西方差异已引起人们的重视。越来越多的证据显示，我国乃至亚洲地区的发病不同于西方，而且糖尿病的并发症存在着种族的差异，美国糖尿病协会对 2 型糖尿病的定义是强调在胰岛素抵抗的背景下，β 细胞功能减退所导致的血糖异常。但在国际糖尿病联盟和世界卫生组织的定义里，2 型糖尿病有 2 个亚型：一个是以胰岛素抵抗为主伴有不同程度的 β 细胞功能减退，另一个是以 β 细胞功能减退为主伴有不同程度的胰岛素抵抗。

因为美国与欧洲国家的 2 型糖尿病患者大多肥胖、超重，所以一经确诊只要没有禁忌就可以使用二甲双胍，但对于我国以 β 细胞功能减退为特点或者说非肥胖、非超重的人群，这种治疗是否合适，目前值得探讨。

2012 年国际糖尿病联盟发表的全球 2 型糖尿病指南，针对不同国家和地区存在医疗资源不均这一问题，将指南分为三个推荐级别：①推荐级别。适合大部分国家和地区遵循当前循证医学的证据，鼓励在所有 2 型糖尿病患者中普及。②基本级别。适合医疗资源匮乏的国家和地区，满足最基本的诊疗需要。③最优级别。在推荐级别基础上增加了最新、最全面的诊疗手段，适合医疗资源丰富的国家和地区。分级推荐是本指南适合全球范围内推广的最大特点，该指南对每个方面的要点进行了详细的描述，其中推荐级别更适合我国国情。具体参见第 134 问。

95 我国应用糖尿病辅助替代治疗的现状如何？

辅助替代治疗，又称替补治疗，是指主流医学以外的治疗方法和手段。糖尿病的辅助替代治疗是指治疗糖尿病主流医学以外的治疗方法和手段，这种手段目前尚未得到足够的现代科学证据证实，但传统或经验认为是有效的治疗手段。目前我国不同地区糖尿病患者使用替代治疗的比例差异较大，为 8% ~60%，而 65 岁以上的糖尿病患者使用辅助替代治疗的比例比 65 岁以下更高，各种保健品、营养品、健身馆的广告宣传更使得接受辅助替代治疗的患者越来越多。

很多患者不愿意和医生谈起他们正在应用的辅助药物、饮食或运动，认为这和正规的治疗无关，其原因是害怕医生会阻止他们继续使用这些方法，这些都给糖尿病的正规治疗带来了困难，致使医生无法得知患者所用的食物或药物会不会与目前的药物有相互作用，是否影响血糖的控制。有研究发现，使用替代疗法的糖尿病患者发生肺炎、糖尿病急症、住院的机会比未使用替代疗法的糖尿病患者高，但同时研究也指出这个结果与许多因素有关，故目前医生对于替代治疗与正规降糖药物有相互作用或可降低患者依从性的顾虑也并没有明确的依据。

96 目前的几种辅助替代治疗有何疗效？

（1）营养和锻炼：糖尿病是多种因素共同作用的疾病，研究证实，运动和饮食治疗对控制血糖有确切的疗效，其重要性同基础药物治疗相似。在 2006 年美国糖尿病协会制订的糖尿病营养治疗推荐标准中已经提出了有循证医学证据的 1 型和 2 型糖尿病患者的营养治疗方案。确定了营养饮食治疗在糖尿病自我监测、血糖控制和减少并发症中的确切疗效。

（2）中草药和其他营养药：很多糖尿病患者都喜欢使用各种中草药和营养药，并希望这些药物可以辅助治疗甚至替代正规的药物。然而，目前仍然没有循证医学证据证明这些营养药或中药对糖尿病的预防、治疗有积极的效果，虽然一些小规模的研究证明某些营养药对于慢性病患者（包括糖尿病患者）有一定的积极疗效，但是要得到确切的证据仍需大规模、高质量的临床试验来证明，因此，不能根据目前的一些结论就断定某些营养药物对糖尿病患者有益。

a. 营养药物

美国糖尿病协会制订的糖尿病治疗指南中，对于没有明确维生素和矿物质缺乏的糖尿病患者，不推荐常规补充维生素和矿物质。但指南同时指出"难以控制的糖尿病经常与微量元素缺乏相关"，因此强调在饮食中均衡多种营养物质，并对于特定人群（如老年人、孕妇等）可以给予复合维生素的补充。常用的维生素、矿物质如下。

● 铬：在美国进行的一项试验证明，补充铬剂的患者糖化血红蛋白水平比对照组明显下降，但此结果仍需更大规模的临床试验来证实。小剂量短疗程服用不良作用小，但大剂量服用可能造成对肾脏的损害，并且与胰岛素合用时可能造成低血糖。

● 镁：目前关于镁与糖尿病的临床试验，大多病例数过少或观察时间过短，其结果也各不相同。多数认为镁剂没有降血糖作用，小剂量无不良作用，可能与部分抗生素、降压药、利尿剂等有相互作用。

● 维生素 E：各种试验结果各不相同，部分试验证明可以降低血糖，但唯一的一项随机对照试验证明其无效，仍需进一步研究，目前无不良作用及药物相互作用的报道。

● α-脂肪酸：仅有少数几个小规模的临床试验和动物实验，其中部分证明其可能有降糖作用，并可引起低血糖反应，与抗酸药及部分抗癌药物合用可增加其不良作用。

抗氧化剂：如 α-硫辛酸，常用于缓解糖尿病性神经疾病症状，但是目前大部分研究并没有针对糖尿病患者群的临床试验，另外一部分试验在试验设计中存在漏洞，故其疗效还有待进一步证实。

b. 中草药

由于中草药成分复杂，很难分析其中的化学成分来研究其对血糖的影响。目前有证据可循的仅有西洋参、大蒜等少数几种，但是试验规模小、时间短、设计不完善，结果各不相同，并且都没有确切的结论，仍需更多的临床试验证实。即便少数几个得到证据的药物如西洋参、印度葫芦及肉毒碱等也是仅有一两项临床随机对照试验来支持，并不能作为临床推荐药物。

其他例如精神治疗、按摩疗法等，可能有助于提高患者的生存质量，但是对血糖控制方面尚无临床证据。

有些辅助治疗费用较高，效价比很低，所以，选择辅助治疗时，不仅要考虑治疗的成本，还要考虑治疗的安全性、效果等，经济条件一般的患者更要慎重考虑，不要盲目听信广告宣传。

97 如何对待糖尿病患者使用辅助替代治疗？

对待糖尿病患者使用辅助替代治疗，要注意以下几点：

（1）在医生帮助下学会如何控制、检测血糖，定期随诊，教育患者养成良好的生活习惯，学会药物的使用方法，甚至有些患者需要多科医生的协助，如内分泌科、眼科、心血管内科医生等。

（2）不能用辅助治疗替代正规的基础药物治疗，不规范的基础治疗将带来严重的后果。

（3）患者需要告知医生正在使用或考虑将要使用的辅助药物（如中草药、营养药物等），不要在医生不知情的情况下将辅助药物和治疗药物合用或擅自停用治疗药物。对于使用辅助药物治疗的患者，医生需要重新评估基础治疗的药物和患者的全身情况，必要时需要咨询药剂师。

（4）患者要明白药物标签上所写的不一定代表药物真实的药效，美国营养学会建议，患者最好选用那些有安全保障标签的药物，注意药物的生产日期和生产厂家，必要时咨询药剂师。

（5）怀孕妇女或儿童，使用辅助药物时要更加慎重，应当在医生的指导下用药。

（6）使用辅助治疗的患者一旦在服药过程中出现任何不适，须立即停药，并向医生咨询。

98 怎样看待生活方式干预、口服降糖药和胰岛素治疗？

传统的观念，首先是饮食控制一个月，如血糖不降，就结合运动，或同时给一种药物治疗，效果不好时就用两种药物联合，如果效果再不佳就用胰岛素。现在认为，只要通过饮食控制、运动和减轻体重血糖仍然很高，就主张积极地早期使用胰岛素。使用胰岛素可把血糖尽可能地控制在正常范围。由于胰岛素的应用，使患者自身的胰岛细胞能够充分休息，减轻高血糖对胰岛 β 细胞的毒性作用。通过一段时间的治疗，患者的血糖可以得到控制，胰岛功能可以恢复，并使患者的血糖在很长一段时间内控制在正常范围，甚至 1～2 年内可以不服药。但随着时间的延长，部分患者的血糖又会升高，最终还是需要药物治疗。

对糖尿病患者主张多种药物的小剂量联合治疗，这样可以尽可能地提高药物的疗效、减少药物的不良反应，同时减轻患者胰岛的负担。对于 2 型糖尿病，如果血糖控制不理想，主张尽快口服降糖药和胰岛素联合应用。患者可以白天口服降糖药，晚上再给一次长效胰岛素，也可以改成以胰岛素治疗为主的方案，病情稳定后再改用口服药物治疗。

一般来说随着病程的延长，有越来越多的患者对非药物治疗效果差，就需要逐步加上药物治疗或口服降糖药加胰岛素的联合治疗。

因此，进行生活方式干预的非药物治疗，是糖尿病预防、治疗的重要组成部分，且贯穿整个过程。口服降糖药物治疗或胰岛素治疗各有其特点和利弊，主要根据临床情况具体选择或联合应用。

99 2 型糖尿病的治疗法则和血糖目标是什么？

2 型糖尿病的治疗目标是达到和保持血糖水平在最接近非糖尿病的范围，其治疗法则是在允许的情况下尽快地调整药物。

第一步生活方式干预和二甲双胍：新发生 2 型糖尿病时应首先启动生活方式干预。它能改善血糖、血压、血脂异常，促进体重减轻或至少避免体重增加。对非肥胖和超重者，仍应改变饮食结构和增加活动。

由于体重反弹、糖尿病的进展或混合因素，二甲双胍治疗应当在诊断时与生活方式干预共同启动。在无禁忌证的情况下，二甲双胍作为首选。二甲双胍治疗应用至能耐受的最大有效剂量 1～2 月。当持续高血糖时应快速联合用药。

第二步药物联合：如果生活方式干预和最大耐受剂量的二甲双胍不能使血糖达标，开始治疗的 2～3 月后应当联合另一种药物。目前没有关于二线用药物的一致观点，一般可用促胰岛素分泌剂、α - 糖苷酶抑制剂、DPP - 4 抑制剂、噻唑烷二酮类。由于胰岛素有更有效的降糖作用，糖化血红蛋白（HbA1c）>7% 时，也可选择胰岛素。

第三步进一步调整治疗方案：如生活方式干预、二甲双胍和第二种药物均不能使血糖达标，就应该开始强化胰岛素治疗。当 HbA1c 接近目标（<8%），可考虑增加第三种药物；而这种方法与胰岛素治疗相比花费更多，也存在不能有效降低血糖的可能。当开始强化胰岛素治疗时应停用促胰岛素分泌剂（磺脲类或格列奈类），或逐渐减少至最终停用。

通过持续的干预措施使血糖达标（即到非糖尿病范围），能使与并发症相关的死亡率减少。

血糖的治疗目标首要原则是个体化，应根据患者的年龄、病程、预期寿命、并发症或合并症病情的严重程度等进行综合考虑。HbA1c 是衡量糖尿病患者血糖控制好坏的金标准。一般为 HbA1c <7%，空腹血糖 4.4～7.0mmol/L，餐后血糖 <10.0mmol/L。若没有严重的低血糖，HbA1c 应尽量接近正常 6.5%；当有明显并发症或合并症者，HbA1c <8%；有严重低血糖、病程较长、严重并发症、预期寿命较短者，HbA1c 放宽到 8%～9%。

100 糖尿病治疗的原则和代谢控制的目标如何？

糖尿病在目前还是一种不可根治的慢性疾病，因此需要终生治疗和持续的医疗护理。糖尿病的治疗目标是通过纠正糖尿病患者不良的生活方式和代谢紊乱以防止急性并发症的发生，降低慢性并发症的风险，同时还要提高糖尿病患者的生活质量和保持良好的心理状态。

糖尿病强调综合性的治疗。首先包括饮食控制、运动、血糖监测、糖尿病自我管理教育和药物治疗；由于糖尿病往往同时伴有"代谢综合征"的其他表现，如高血压、血脂异常等，所以糖尿病的治疗应是包括降糖、降压、调脂和改变不良生活习惯如戒烟等措施的综合治疗。糖尿病的控制目标见下表。

糖尿病的控制目标

（来自亚洲 - 太平洋地区 2 型糖尿病政策组）

		理想	良好	差
血糖（mmol/L）	空腹	4.4 ~ 6.1	≤7.0	>7.0
	非空腹	4.4 ~ 8.0	≤10.0	>10.0
HbA1c（%）		<6.5	6.5 ~ 7.5	>7.5
血压（mmHg）		<130/80	>130/80 ~ 140/90	≥140/90
BMI（kg/m²）	男性	<25	<27	≥27
	女性	<24	<26	≥26
TC（mmol/L）		<4.5	≥4.5	≥6.0
HDL-C（mmol/L）		>1.1	0.9 ~ 1.1	<0.9
TG（mmol/L）		<1.5	1.5 ~ 2.2	>2.2
LDL-C（mmol/L）*		<2.6	2.6 ~ 3.3	>3.3

* 根据 2013 年美国糖尿病协会临床指南。HbA1c = 糖化血红蛋白。BMI = 体重指数。TC = 总胆固醇。HDL-C = 高密度脂蛋白胆固醇。TG = 三酰甘油。LDL-C = 低密度脂蛋白胆固醇

根据 2013 年中国糖尿病防治指南，降糖治疗应达到以下目标：HbA1c 控制在 < 7%，空腹血糖 < 7mmol/L、餐后 2 小时血糖 <10mmol/L，预防胰岛 β 细胞进行性受损，降糖药物的不良作用（低血糖、胃肠道反应、体重增加、水肿、心力衰竭）较小，用于心血管并发症的一级预防和二级预防。基于英国前瞻性糖尿病研究的结果，许多糖尿病专家主张将二甲双胍作为肥胖的 2 型糖尿病患者的一线治疗药物。磺脲类药物被认为是非肥胖的 2 型糖尿病患者的一线治疗药物，其促进胰岛素分泌的作用强于纠正胰岛素抵抗的作用。

101 为了使血糖达标，如何把握最佳综合治疗时机？

目前认为糖尿病一经确诊，就应该尽快开始治疗，但我国对糖尿病的诊断通常不及时。只有更频繁地开展人群筛查［筛查项目包括空腹血糖、餐后血糖、HbA1c 及（或）OGTT］，才能更早地发现糖尿病患者。

在 2 型糖尿病早期，患者还没有严重的胰岛 β 细胞功能异常，血糖也相对较容易控制，这时应建议患者改变生活方式，包括减肥和尽量增加运动。同时推荐使用二甲双胍作为一线药物，该药价格低廉，不易引起低血糖，因此非常安全；同时还可能轻度降低患者的体重，因此二甲双胍是理想的一线用药，特别是对于超重或肥胖的 2 型糖尿病患者。另外，每隔 3 个月测定一次 HbA1c 水平，如果 HbA1c 水平≥7%则需要改变治疗方案，加用其他降糖药物。要注意及时更改治疗方案，这对于 HbA1c 达标极为重要。

102 2 型糖尿病的治疗程序如何？

根据最新资料，对于 2 型糖尿病患者的治疗程序归纳如下。

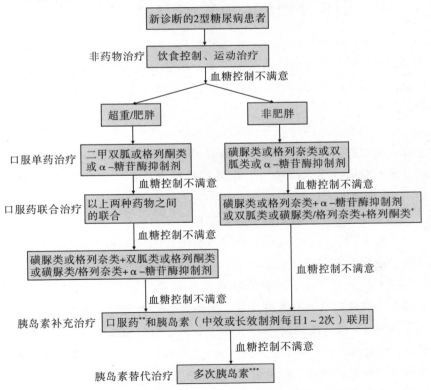

*有代谢综合征表现者可优先考虑；＊＊肥胖、超重者可优先考虑使用二甲双胍或格列酮类；＊＊＊如胰岛素用量较大，可加用非胰岛素促分泌剂

补充说明

（1）2型糖尿病的胰岛素补充治疗：2型糖尿病早期，当血糖较高时，胰岛素治疗可尽快改善糖尿病病情。待病情控制后再进行饮食控制、运动和口服药物治疗；胰岛素的使用还有助于胰岛功能的恢复，使部分早期轻度糖尿病患者的血糖在相当一段时间内保持正常，无须药物治疗。

（2）2型糖尿病的晚期：大多数需要胰岛素治疗来控制血糖。当口服降糖药治疗失效时，可采用口服降糖药和中效或长效胰岛素的联合治疗。当联合治疗仍不能控制高血糖时，可停用口服降糖药，采用每日多次胰岛素治疗或连续皮下胰岛素输注治疗（胰岛素泵治疗）。

103 口服降糖药的种类有哪些？

2型糖尿病患者中少部分患者通过控制饮食、运动锻炼和减轻体重等可控制病情，大部分患者还是需要口服降糖药物或胰岛素治疗，其中口服降糖药物在糖尿病治疗中占有很重要的地位。口服降糖药主要分为以下几种。

（1）双胍类：可抑制肝葡萄糖的输出，改善外周组织对胰岛素的敏感性，增加外周组织对葡萄糖的摄取和利用。目前广泛应用的是二甲双胍。苯乙双胍（又名降糖灵）因乳酸性酸中毒发生率较高（有时可致命），在许多国家已停用。

（2）磺脲类：通过刺激胰岛 β 细胞分泌胰岛素，增加体内胰岛素水平而发挥作用。目前在我国上市的磺脲类有格列本脲、格列吡嗪、格列齐特、格列喹酮和格列美脲。

（3）格列奈类：通过刺激胰岛素早时相分泌而降低餐后血糖。在我国上市的格列奈类有瑞格列奈、那格列奈和米格列奈钙。

（4）α-糖苷酶抑制剂：食物中淀粉、糊精和双糖的分解和吸收需要 α-糖苷酶，α-糖苷酶抑制剂通过抑制这一类酶可延缓碳水化合物在肠道的分解和吸收，降低餐后高血糖。在我国上市的有阿卡波糖、伏格列波糖和米格列醇。

（5）噻唑烷二酮类（格列酮类）：又被称为胰岛素增敏剂，可明显减轻胰岛素抵抗。具体药物有吡格列酮和罗格列酮。

（6）二肽酰基肽酶－Ⅳ（DPP－4）抑制剂：通过抑制DPP－4促进葡萄糖依赖的胰岛素分泌和抑制胰高糖素分泌。目前在国内上市的有西格列汀、沙格列汀、维格列汀、利格列汀和阿格列汀。

104 二甲双胍的使用及注意事项有哪些?

（1）适应证：①国内外大多数指南推荐二甲双胍为2型糖尿病患者一线用药，特别是伴有肥胖、超重、高胰岛素血症者。②二甲双胍可联合其他口服降糖药或胰岛素进一步控制血糖。③糖耐量减退者，为防止和延缓其发展为糖尿病，在生活方式干预无效的情况下，可选用二甲双胍。此外，在欧美国家，二甲双胍也适用于10岁及10岁以上的2型糖尿病患儿，可单用也可与胰岛素联合使用。2型糖尿病患儿可使用的最大推荐剂量为每天2g。

（2）禁忌证：①肾功能减退者。血肌酐水平男性＞133μmol/L，女性＞124μmol/L，或估计的肾小球滤过率＜45ml/min。②肝功能异常者。血清转氨酶超过3倍正常上限时应避免使用二甲双胍。③处于低氧状态者，如慢性心功能不全、心力衰竭、循环功能失调、慢性阻塞性肺疾病、肺源性心脏病、周围血管病变等。④既往有乳酸性酸中毒病史者。⑤酗酒者。⑥孕妇（若患者拒绝胰岛素治疗，也可酌情考虑二甲双胍治疗）。⑦急、慢性代谢性酸中毒者。如糖尿病酮症酸中毒。⑧近期有上消化道出血者。⑨有血液系统疾病者。⑩当天使用造影剂者。

注意事项 ①二甲双胍的疗效与体重无关；②主要不良作用为胃肠道反应，从小剂量开始并逐渐加量可减轻该不良反应；③二甲双胍类药物与乳酸酸中毒发生风险间的关系尚不确定。

105 磺脲类降糖药物的种类、作用机制和注意事项是什么?

（1）种类：目前我国上市的磺脲类降糖药物主要为第二代产品，包括格列本脲、格列吡嗪、格列齐特、格列喹酮和格列美脲。格列本脲、消渴丸（是含有格列本脲和多种中药成分的固定剂量复方制剂）引发低血糖的风险较大。

（2）作用机制：磺脲类降糖药物属于促胰岛素分泌剂，其作用机制主要是刺激胰岛 β 细胞分泌胰岛素，增加体内胰岛素的水平，部分磺脲类药物（如格列美脲）可增强外周组织对胰岛素的敏感性，减少肝糖的输出。

注意事项 ①磺脲类药物使用不当（剂量过大）会有低血糖的风险，特别是老年患者和肝、肾功能不全者；②可导致体重增加；③肾功能不全的患者可选用格列喹酮；④依从性较差的患者可选用每天服用 1 次的磺脲类制剂（如格列美脲、格列齐特缓释片、格列吡嗪控释片）。

106 α-糖苷酶抑制剂的种类、使用及注意事项是什么？

（1）种类：α-糖苷酶抑制剂通过抑制碳水化合物在小肠上部的分解和吸收而降低餐后血糖。具体有 3 种药物：阿卡波糖、伏格列波糖和米格列醇。

（2）适应证：①以碳水化合物为主要食物成分且餐后血糖升高的患者；②双胍类、磺脲类、胰岛素增敏剂或胰岛素血糖控制不理想或无效者，可联合使用 α-糖苷酶抑制剂；③可以降低糖耐量减退者的餐后血糖。

（3）禁忌证：①肠道炎症、慢性肠道疾病伴吸收或消化不良者、部分性肠梗阻或有肠梗阻倾向者、结肠溃疡以及可因肠道胀气而加重病情者。②肝功能异常者。大剂量可使肝功能受损，应尽可能避免大剂量使用。③肾功能损害者（血肌酐超过 177μmol/L）。④有严重造血系统功能障碍者。⑤孕妇。目前尚无孕期使用本品的研究资料。⑥18 岁以下儿童。⑦有恶性肿瘤者。⑧酗酒者。⑨已在用泻剂或止泻剂者。⑩在服用酶制剂一类的助消化药（如淀粉酶、胰酶）者。

注意事项 ①常见不良反应为胃肠道反应如腹胀、排气多等。服药应从小剂量开始，逐渐加量以减少不良反应。②该药适合以碳水化合物为主要食物成分和餐后血糖升高的患者。③单独服用本药一般不会出现低血糖，并可减少餐前反应性低血糖的风险。④老年患者无须调整服药剂量和次数，一般不增加低血糖风险。⑤服药中如发生低血糖，应静脉输注或口服葡萄糖治疗，用蔗糖或淀粉类食物纠正低血糖效果差，因 α - 糖苷酶活性被抑制，寡糖及多糖的消化和吸收受阻，使得血葡萄糖水平不能迅速提高。

107 格列奈类降糖药的种类、作用机制及注意事项是什么？

（1）种类：瑞格列奈、那格列奈和米格列奈钙。

（2）作用机制：为非磺脲类促胰岛素分泌剂，通过刺激胰岛素的早时相分泌而降低餐后血糖，餐前即时服药后 30～90 分钟血浆胰岛素水平升高，餐后 45 分钟血糖开始下降，持续作用约 4 小时。

注意事项 ①格列奈类降糖药主要适用于以餐后血糖升高为主的 2 型糖尿病患者，或与长效胰岛素联合应用治疗胰岛 β 细胞尚有一定分泌功能的 2 型糖尿病患者；②餐前即刻口服，不进食时不服药，故有人称其为餐时血糖调节剂；③由于该类药物在体内的代谢时间较短，也可以用于轻中度肝、肾功能不全的患者；④主要不良作用是低血糖反应，但发生率较低。

108 噻唑烷二酮类药物的作用机制及注意事项是什么？

噻唑烷二酮类（格列酮类）药物为胰岛素增敏剂，通过增强外周组织对胰岛素的敏感性、改善胰岛素抵抗而降低血糖，并能改善与胰岛素抵抗有关的多种心血管危险因素。

注意事项 ①单独使用时不导致低血糖，但与胰岛素或促胰岛素分泌剂联合使用时可增加低血糖发生的风险；②体重增加和水肿是噻唑烷二酮类药物的常见不良作用，这种不良作用在与胰岛素联合使用时更加明显。较重的心功能不全，如轻微活动或休息时就出现气促、胸闷、心慌等心功能不全症状的〔纽约心脏病协会（NYHA）心功能分级Ⅲ级以上〕患者禁用；③与骨折风险增加相关，严重骨质疏松和有骨折病史的患者应禁用本类药物；④应用该类药物过程中需注意肝功能。活动性肝病或转氨酶升高超过正常上限 2.5 倍的患者禁用本类药物。

109 DPP-4 抑制剂的作用机制及注意事项是什么？

二肽酰基肽酶-Ⅳ抑制剂（DPP-4 抑制剂）能抑制 DPP-4 的活性，增加内源性胰高血糖素样肽 1（GLP-1）的水平。GLP-1 可通过增强胰岛素分泌、抑制胰高血糖素分泌等多种途径达到降血糖的效果。

注意事项 ①DPP-4 抑制剂（除维格列汀外），仅需每天口服 1 次，不受进餐影响，且单药治疗时低血糖风险很低。对于存在低血糖风险较高的糖尿病患者，尤其是老年糖尿病患者、治疗依从性较差的糖尿病患者及肥胖体型糖尿病患者，DPP-4 抑制剂是一种较好的选择。②单独用药可降低糖化血红蛋白 0.4%～0.9%，与二甲双胍合用则降糖疗效更佳。③与磺脲类联用，可增加低血糖风险。④DPP-4 抑制剂对体重的影响不大。⑤肾功能不全的患者应注意按照药物说明书调整药物剂量。

110 各种口服降糖药物的不良反应有哪些？

（1）双胍类的不良反应有消化道反应（恶心、呕吐、食欲下降、腹部不适等）、乳酸性酸中毒（主要见于苯乙双胍）、维生素 B_{12} 缺乏等。

（2）磺脲类的不良反应最常见的是低血糖反应，还有体重增加、消化道反应。少见的不良反应有肝功能损害、过敏、骨髓抑制。

（3）格列奈类的不良反应有低血糖、胃肠功能失调（腹泻、呕吐等）、乏力。少见的有过敏反应、肝酶升高等。

（4）α-糖苷酶抑制剂的不良反应有肠鸣、腹胀、恶心、呕吐、食欲下降、腹泻等，与其他降糖药合用时可能发生低血糖反应，其他不良反应还包括肝功能损害、皮肤过敏、多形性红斑等。

（5）噻唑烷二酮类的不良反应有体重增加、轻度或中度水肿、呼吸道感染、头痛、肝功能异常，与其他降糖药合用时可发生低血糖，也可引起乏力、骨密度降低等。

（6）二肽酰基肽酶－Ⅳ（DPP－4）抑制剂发生低血糖的发生率很低，与其他降糖药合用时可能发生低血糖反应。

111 几种口服降糖药物效果的比较如何？

欧洲 GUIDE 研究共入选 855 例 2 型糖尿病患者，比较每日口服 1 次格列齐特（达美康）缓释片与格列美脲的疗效和安全性。结果显示，虽然两组糖化血红蛋白（HbA1c）下降程度近似，但两组低血糖（血糖水平 <3mmol/L）发生率显著不同，达美康缓释片组为 3.7%，而格列美脲组为 8.9%。

二甲双胍可与多类药物联合应用，当与磺脲类联合应用时，可选用格列本脲、格列齐特或格列美脲。丹麦学者进行了以人群为基础的病例对照和随访研究，对使用不同磺脲类或其他降糖药物与治疗风险及心肌梗死病死率之间的关系进行了分析。结果显示，使用格列本脲、格列吡嗪、甲苯磺丁脲的患者发生心肌梗死的危险高于使用格列齐特或格列美脲的患者，这提示磺脲类中的格列齐特或格列美脲可能与降低心肌梗死的发生危险相关。

另一项研究，入选了 3992 例因首次心肌梗死住院，并服用磺脲类的 2 型糖尿病患者，其中 1438 例用格列齐特或格列美脲，2554 例应用格列本脲或格列吡嗪。随访观察 30 天，结果两组死亡率显著不同：格列齐特或格列美脲组为 19.0%（格列齐特组：17.4%；格列美脲组：19.4%），格列本脲或格列吡嗪组为 25.9%，提示格列齐特或格列美脲具有心血管保护作用，表现为心肌梗死后生存率升高，可能原因为格列齐特或格列美脲对胰岛 β 细胞受体的选择性更强。

国外有学者给糖尿病患者应用双胍类联合磺脲类药物，随访了 3 年，观察死亡率的差别。结果显示，双胍类联合格列本脲组年死亡率最高，达 8.7%，联合格列齐特组为 2.1%。该研究提示，在降低死亡率方面，采用对胰岛 β 细胞受体选择性强的磺脲类药物，如格列齐特和格列美脲与二甲双胍联用，显著优于格列本脲与二甲双胍联用。

112 怎样进行口服降糖药物的联合用药?

由于 2 型糖尿病是一种进展性的疾病,多数患者在采用单一的口服降糖药物治疗一段时间后都会出现治疗效果的下降。因此常采用两种不同作用机制的口服降糖药物进行联合治疗。如果口服降糖药物的联合治疗仍不能有效地控制血糖,可采用胰岛素与一种口服降糖药物联合治疗。三种口服降糖药物之间的联合应用虽然可在两种药物联合应用的基础上进一步改善血糖,但这种联合治疗方法的安全性和成本 - 效益比尚有待探讨。

对于严重高血糖的患者应首先采用胰岛素降低血糖,减少发生糖尿病急性并发症的危险性。待血糖得到控制后,再根据病情重新制订治疗方案。

对于肥胖或超重的 2 型糖尿病患者的药物选择,在饮食和运动不能满意控制血糖的情况下,应首先采用非促胰岛素分泌剂类降糖药物治疗(有代谢综合征或伴有其他心血管疾病危险因素者应优先选用双胍类药物或格列酮类,主要表现为餐后高血糖的患者也可优先选用 α - 糖苷酶抑制剂,两种作用机制不同的药物间可联合用药)。如血糖控制仍不满意可加用或换用促胰岛素分泌剂。如在使用促胰岛素分泌剂的情况下血糖仍控制不满意,可在口服药基础上开始联合使用胰岛素或换用胰岛素。

113 强化控制血糖和强化降压的益处——英国糖尿病研究的重要启示是什么?

英国曾开展过一项著名的试验,叫作英国前瞻性糖尿病研究,其目的是研究:①通过严格控制血糖,能否降低 2 型糖尿病慢性并发症的风险?②对合并高血压的患者,是否能够通过严格的血压控制降低慢性并发症的风险?③对于 2 型糖尿病患者,任何治疗糖尿病或高血压的方案都有益吗?

结果表明,2 型糖尿病是一种严重的进行性疾病,在 15 年的研究期中,糖化血红蛋白(HbA1c)水平及空腹血糖水平持续上升,表明胰

岛 β 细胞功能进行性衰竭。1、2 型糖尿病患者经过强化治疗，严格控制血糖，可减少视网膜、肾脏病变或糖尿病神经病变的发生。强化治疗组平均 HbA1c 为 7.0%，常规治疗组为 7.9%，强化治疗组的总体微血管并发症发生率减少了 25%，微血管并发症的发生与血糖水平相关，即 HbA1c 绝对值减少 1%，微血管并发症的危险性可以降低 35%。该研究提示，临床上应尽量将 2 型糖尿病患者的血糖控制在正常水平（HbA1c ＜6.2%）。该研究还发现，糖尿病患者血压降至平均 144/82mmHg，可使脑卒中、糖尿病相关性死亡、心力衰竭、微血管并发症以及失明的发生率显著降低。提示对 2 型糖尿病合并高血压者应积极治疗，将血压控制在 130/85mmHg 以下，严格控制血压的作用大于严格控制血糖。单纯降低血糖对心血管并发症的发生无明显影响。

因此，该研究为我们带来了重要的启示：2 型糖尿病患者强化控制血糖可降低发生糖尿病晚期并发症的危险。对合并高血压者，强化降压治疗的效果优于降糖治疗。

114 噻唑烷二酮类药物的优势——ADOPT 研究告诉了我们什么？

噻唑烷二酮类药物是胰岛素增敏剂，这类药物可增加患者对胰岛素的敏感性，且其预防或延缓糖尿病发病的疗效在目前临床所用的药物中是最佳的，此外，这类药物还有直接保护胰岛 β 细胞的功能。上述这些优势均有科学的试验为我们证明。

ADOPT 研究是一项在多家医学中心开展的试验，其全称是罗格列酮长期控制糖尿病进展试验，罗格列酮就是一种噻唑烷二酮类药物。ADOPT研究的目的是比较噻唑烷二酮类药物与传统口服降糖药预防或延缓 2 型糖尿病的疗效。

该研究随访 4～6 年后的结果表明，与二甲双胍或格列本脲（促胰岛素分泌剂）相比，罗格列酮可使单药治疗失败率分别降低 32% 和 63%。长期药物治疗后，2 型糖尿病患者的血糖会出现反弹，此时罗格列酮的疗效也优于二甲双胍，更优于格列本脲。在 ＜50 岁或腰围 ＜110cm 的患者中，罗格列酮的疗效与二甲双胍相当；但在 ＞50 岁或腰围 ＞110cm 的患者中，罗格列酮的疗效显著较好。在这些组中，罗格列酮的疗效均优于格列本脲。因此，对肥胖的新发 2 型糖尿病患者而言，罗格列酮的疗效显著优于格列本脲，也优于二甲双胍。

罗格列酮单药治疗失败率低于二甲双胍，更低于格列本脲。对新诊断的 2 型糖尿病患者而言，罗格列酮单药维持治疗可使血糖达标更持久；在维持 β 细胞功能方面，罗格列酮明显优于二甲双胍和格列本脲。此外，罗格列酮对肝功能的影响也小于二甲双胍和格列本脲。

罗格列酮组和二甲双胍组充血性心力衰竭的发生率虽较高，但没有统计学意义。此外，罗格列酮组、二甲双胍组和格列本脲组女性患者骨折的发生率则分别为 9.3%、5.1% 和 3.5%。

115　糖尿病患者的胰岛素分泌与正常人有何不同？

糖尿病患者的胰岛素分泌形式与正常人不同，而各种类型的糖尿病患者其胰岛素分泌也不同。

1 型糖尿病患者的胰岛素分泌常完全缺乏或严重缺乏，患者病情越重，其胰岛功能越差，分泌的胰岛素愈少。经治疗后胰岛功能可有一定的恢复，但以后可再度出现胰岛素的严重缺乏。若这时能遗留极少量有功能的胰岛细胞，还可分泌少量胰岛素，这对改善病情的不稳定性有重要意义。

2 型糖尿病是一种进展性疾病，早期表现为胰岛 β 细胞对葡萄糖刺激的反应延迟，第一时相胰岛素分泌不足或缺失，第二时相胰岛素分泌高峰延迟（高胰岛素血症），导致餐后血糖升高以及容易出现下一餐前的低血糖现象。随着病情的进展，胰岛 β 细胞功能进一步恶化，有功能的胰岛 β 细胞数量减少，表现为胰岛素分泌严重不足，空腹及餐后血糖均升高。此时需外源性胰岛素补充或替代治疗。

积极降糖治疗，减轻高糖毒性对胰岛 β 细胞的损害，有助于保护 β 细胞存活。胰岛素治疗时应尽可能模拟生理性胰岛素分泌，合理分配基础胰岛素和餐时胰岛素，保持全天血糖水平的稳定，避免低血糖发生。

116 糖尿病患者什么时候开始启用胰岛素治疗？

1 型糖尿病患者在发病时就需要胰岛素治疗，且需终生胰岛素替代治疗。

2 型糖尿病患者在生活方式和口服降糖药联合治疗的基础上，如血糖仍未达到控制目标，即可开始口服降糖药物和胰岛素的联合治疗。

对于那些新诊断并且与 1 型糖尿病鉴别困难的消瘦型糖尿病患者，应把胰岛素作为一线治疗。

在糖尿病的病程中（包括新诊断的 2 型糖尿病患者），出现无明显诱因的体重下降时，应尽早使用胰岛素治疗。

其他特殊情况下为控制血糖，也应考虑使用胰岛素：

（1）初诊为 2 型糖尿病患者的高血糖：对于血糖较高的初发 2 型糖尿病患者，由于口服降糖药物很难快速使血糖得到满意控制，且迅速缓解高血糖毒性可部分减轻胰岛素抵抗和逆转胰岛 β 细胞功能，因此对于那些新诊断为 2 型糖尿病伴有明显高血糖的患者可使用胰岛素强化治疗。

（2）怀孕。

（3）围术期时，围术期包含术前、术中及术后的一段时间，具体是指从确定手术治疗时起，直到与这次手术有关的治疗基本结束为止，时间约在术前 5~7 天至术后 7~12 天。

（4）急性并发症或应激状态，如酮症酸中毒、糖尿病高血糖高渗综合征、乳酸性酸中毒、严重感染等。

（5）严重慢性并发症，如严重糖尿病肾病、糖尿病足等。

（6）继发性糖尿病和特殊类型糖尿病。

（7）合并其他一些严重的疾病如冠心病、脑血管病、血液病、肝病等。

117 胰岛素的注射部位是哪里？不良反应有哪些？

（1）注射部位：由于胰岛素需要长期治疗，如多次重复在同一个部位注射，容易出现局部反应，影响胰岛素的吸收。注射部位应该有规律地轮流，前臂外侧三角肌、大腿内外侧、腹壁及臀部等不同注射部位，每个部位可注射 3 ~ 6 次，两次注射点的距离最好是 2 ~ 3cm，这样有利于胰岛素的吸收。注射胰岛素后，适当的活动注射部位的肌肉可促使胰岛素吸收。

（2）胰岛素治疗的不良反应包括全身性和局部性不良反应。

全身性不良反应主要是低血糖、水肿、屈光不正和过敏反应。低血糖是最常见的胰岛素不良反应。强化胰岛素治疗的患者发生严重低血糖的风险会增加 2 ~ 3 倍。发生低血糖的原因有胰岛素用量过大，注射胰岛素后未按时进食或进食量太少，活动量过大或时间过长等。部分患者可出现水肿，多见于面部及四肢，继续使用一段时间后常可自行消失。初治患者常出现屈光不正，表现为视物模糊、远视。当血糖控制稳定后，症状迅速消失，常无须处理。极少数患者使用胰岛素后可出现荨麻疹、血管神经性水肿、紫癜等，个别甚至可出现过敏性休克。

局部不良反应主要包括皮下脂肪增生及注射部位疼痛。皮下脂肪增生是胰岛素治疗中常见的局部并发症，部分患者注射部位皮肤红肿、发痒、皮下硬结、皮下脂肪萎缩或增生。皮下脂肪增生会导致胰岛素吸收延迟或不稳定，对糖尿病的管理造成不利影响。一旦发现注射部位有疼痛、凹陷、硬结的现象出现，应立即停止在该部位注射，直到症状消失。少数患者会出现注射部位疼痛。可采取如下方法避免和减轻疼痛：室温保存正在使用的胰岛素，待消毒部位酒精彻底挥发后再进行注射，避免在体毛根部注射，选用直径较小、长度较短的针头，每次使用新针头等。

118 常用的胰岛素制剂有哪些？作用特点是什么？

常用的胰岛素制剂及其作用特点见下表。

常用的胰岛素制剂及其作用特点

胰岛素制剂	起效时间	峰值时间（小时）	作用持续时间（小时）
短效胰岛素（人胰岛素/诺和灵R/优泌林R）	15～60分钟	2～4	5～8
速效胰岛素类似物（门冬胰岛素/诺和锐）	10～15分钟	1～2	4～6
速效胰岛素类似物（赖脯胰岛素/优泌乐）	10～15分钟	1.0～1.5	4～5
速效胰岛素类似物（谷赖胰岛素/艾倍得）	10～15分钟	1～2	4～6
中效胰岛素（NPH/诺和灵N/优泌林N）	2.5～3.0小时	5～7	13～16
长效胰岛素（PZI）	3～4小时	8～10	长达20
长效胰岛素类似物（甘精胰岛素/来得时/长秀霖）	2～3小时	无峰	长达30
长效胰岛素类似物（地特胰岛素/诺和平）	3～4小时	3～14	长达24
预混胰岛素（诺和灵30R，优泌林70/30）	30分钟	2～12	14～24
预混胰岛素（甘舒霖50R）	30分钟	2～3	10～24
预混胰岛素类似物（预混门冬胰岛素30/诺和锐50）	10～20分钟	1～4	14～24
预混胰岛素类似物（预混赖脯胰岛素25/优泌乐25）	15分钟	0.50～1.17	16～24
预混胰岛素类似物（预混赖脯胰岛素50，预混门冬胰岛素50/优泌乐50）	15分钟	0.50～1.17	16～24

119 2型糖尿病常用的胰岛素起始治疗方案有哪些？

（1）基础胰岛素方案：基础胰岛素包括中效人胰岛素和长效胰岛素类似物。仅使用基础胰岛素治疗时，保留原有口服降糖药物，不必停用促胰岛素分泌剂。如3个月后空腹血糖控制理想，而HbA1c不达标，应考虑调整胰岛素治疗方案。

优点：①方法简单且容易被患者接受；②严重低血糖的危险性较低（尤其是长效胰岛素）；③体重增加的概率较低；④剂量的调整相对简单。

（2）预混胰岛素方案：包括预混人胰岛素和预混胰岛素类似物，根据患者的血糖水平，可选择每日 1 ~ 2 次的注射方案，当使用每日 2 次注射方案时，应停用促胰岛素分泌剂。

优点：①容易学会；②比多次皮下注射方案注射次数少；③更容易控制餐后血糖。

120　基础胰岛素起始治疗方案如何确定？

2 型糖尿病患者的血糖主要有 3 种情况：正常基础血糖、基础高血糖和餐后高血糖。餐后高血糖是在基础高血糖之上的进一步增高，基础胰岛素直接降低基础高血糖，从而使餐后高血糖随之降低。大部分情况下，基础胰岛素降低基础高血糖的幅度与降低餐后高血糖的幅度相当。大部分患者通过基础胰岛素治疗，使空腹血糖达标，餐后血糖也随之下降，从而使糖化血红蛋白（HbA1c）达标。当空腹血糖达标而 HbA1c 仍不达标时，需进一步控制餐后血糖。

方案：继续口服降糖药治疗，同时联合中效人胰岛素或长效胰岛素类似物睡前注射，每天 1 次。基础胰岛素的起始剂量可为每天每千克体重 0.1 ~ 0.2U。根据患者空腹血糖水平调整胰岛素用量，通常每 3 ~ 5 天调整 1 次，根据血糖水平每次调整 1 ~ 4U，直至空腹血糖达标。

121　如何制订预混胰岛素起始治疗方案？

预混胰岛素起始方案主要针对餐后血糖升高明显的患者。预混人胰岛素应在早、晚餐前 30 分钟皮下注射，预混胰岛素类似物可在餐前即刻注射或餐后立即注射。患者应当按时、定量进餐及规律运动。常用方案如下。

每日 1 次方案：起始的胰岛素剂量一般为每天每千克体重 0.2U，晚餐前注射。根据患者空腹血糖水平调整胰岛素用量，通常每 3 ~ 5 天调整 1 次，根据血糖水平每次调整 1~4U，直至空腹血糖达标。

每日 2 次方案：起始的胰岛素剂量一般为每天每千克体重 0.2~0.4U，按 1:1 的比例分配到早餐前和晚餐前。根据空腹血糖调整晚餐前的胰岛素用量，根据晚餐前血糖调整早餐前的胰岛素用量。每 3~5 天调整 1 次，根据血糖水平每次调整的剂量为 1~4U，直到血糖达标。

122 胰岛素剂量调整的原则是什么？

胰岛素剂量调整的原则是根据血糖监测的结果进行个体化调整，针对不同胰岛素治疗方案采取不同的调整策略。

"基础 + 餐时"胰岛素治疗方案：一般根据患者进食碳水化合物情况及与目标血糖的差异为基础进行剂量调整。在非夜间低血糖所致的晨起空腹血糖升高时，应增加前一日睡前的中效或长效胰岛素。餐后血糖高则增加餐前速效或短效胰岛素用量。每 3~5 天调整 1 次，根据血糖水平每次调整的剂量为 1~4U，直到血糖达标。

预混胰岛素治疗方案：根据空腹血糖和晚餐前血糖分别调整晚餐前和早餐前的胰岛素用量。每 3~5 天调整 1 次，根据血糖水平每次调整的剂量为 1~4U，直到血糖达标。

注意：1 型糖尿病患者的胰岛素剂量调整必须在临床医生指导下进行。当初始胰岛素治疗，血糖剧烈波动，频繁发生低血糖，应激状态（如创伤、精神打击、悲伤、恐惧、惊吓、劳累过度等），月经前后，妊娠期，治疗方案变动（如胰岛素泵与多次皮下注射胰岛素治疗转换），饮食和运动等生活方式改变时，应注意及时调整胰岛素剂量。

123 哪些患者需胰岛素强化治疗？

以下患者需要胰岛素强化治疗：

（1）绝大多数 1 型糖尿病需每日多次胰岛素皮下注射治疗。

（2）妊娠糖尿病在需要时应进行胰岛素强化治疗。

（3）2 型糖尿病在病程任何阶段出现严重代谢紊乱或在胰岛素起始治疗的基础上，经过充分的剂量调整，如患者的血糖水平仍未达标或出现反复的低血糖，可转为强化治疗方案。

124 如何制订"基础＋餐时"胰岛素方案？

如果患者此前未接受过胰岛素治疗，可根据不同的糖尿病类型设定胰岛素剂量。

1 型糖尿病：每日总量（U）＝体重（kg）×（0.4～0.5）

2 型糖尿病：每日总量（U）＝体重（kg）×（0.5～1.0）

基础胰岛素占全日总量的 40%～60%，余下部分按 1/3、1/3、1/3 或 1/5、2/5、2/5 的比例三餐前注射。并根据空腹（早餐前）血糖调整睡前基础胰岛素用量，根据午餐前、晚餐前及睡前血糖的水平调整三餐前的胰岛素用量。

125 什么是"胰岛素抵抗"？

胰岛素抵抗是指胰岛素分泌功能正常，但不能完全发挥正常的生物效应，生物效应作用下降，其主要表现为外周组织尤其是肌肉、脂肪组织对葡萄糖的利用障碍。早期胰岛 β 细胞还能代偿性地通过增加胰岛素分泌，来弥补其效应不足。随着病程的进展，胰岛 β 细胞的功能也会降低，不能相应地通过增加胰岛素的分泌来弥补其效应不足，逐渐出现糖耐量异常，最终导致糖尿病的发生。

胰岛素在生理状态下和在胰岛素抵抗时发挥的作用有所不同。正常情况下，胰岛素有抗炎和扩血管作用，但在胰岛素抵抗时，这种功能消失，甚至起到相反的作用。在多种心血管疾病的危险因素中，胰岛素抵抗可能处于核心地位，胰岛素抵抗是多种疾病，特别是糖尿病和高血压等心血管疾病共同的危险因素。所以，胰岛素抵抗是糖尿病、高血压、血脂异常等心血管疾病发生发展的重要原因。

流行病学资料显示，胰岛素抵抗在发生糖尿病及高血压等疾病之前就已存在，常常与肥胖、糖尿病、高血压、年龄的增长、血脂异常合并存在。肥胖是引起胰岛素抵抗最常见的原因。

胰岛素抵抗的防治需采取综合性措施。首先是改变生活方式：如戒烟、合理膳食、增加运动、控制体重等，如能在胰岛素抵抗期进行干预，则可防止或延缓糖尿病及心血管疾病的发生、发展，降低其发病率、致残率和死亡率。必要时采用药物干预，格列酮类药物属胰岛素增敏剂，可通过减少胰岛素抵抗而增强胰岛素的作用，肥胖者可以选择二甲双胍，餐后高血糖者可以选择阿卡波糖。

126 胰岛素的使用原则及如何选择？

胰岛素制剂选择的原则是密切结合临床表现，迅速而持久地控制血糖、尿糖和酮体等代谢紊乱。同时避免低血糖的出现，保证机体糖的利用和营养供给，尽量使血糖、血浆胰岛素维持在生理范围，其原则如下。

（1）急需胰岛素治疗时用短效类。如糖尿病酮症酸中毒、高渗性昏迷、乳酸性酸中毒、急性感染、急性心肌梗死、急性脑血管病、大手术前后，可用胰岛素静脉滴注。

（2）1型糖尿病及2型中重型糖尿病初治阶段，可使用"基础＋餐时"胰岛素方案或预混胰岛素（预混人胰岛素或胰岛素类似物）方案。每3天监测三餐前及（或）三餐后血糖、睡前血糖，根据相应的血糖水平每次调整胰岛素剂量为1~4U，直至血糖达标。

（3）1型糖尿病波动较大不易控制的患者或血糖较高的糖尿病孕妇，通常采用每日多次的胰岛素注射方案或持续皮下胰岛素输注方案。

胰岛素的剂量必须个体化，首次应用胰岛素治疗，剂量偏小为宜，以免发生低血糖反应。1型糖尿病患者，初次剂量为每天每千克体重0.5~1.0U，2型糖尿病患者初次剂量每天每千克体重0.3~0.6U。

一日三餐前注射胰岛素时，一般剂量是早餐前用量＞晚餐前用量＞中餐前用量。

127 影响胰岛素用量的因素有哪些？

影响胰岛素用量的原因是多方面的，主要有以下几个因素。

（1）年龄：一般而言，从婴幼儿到成人随年龄的增加而增加胰岛素的用量，但到中、老年之后不再随年龄进一步增加。

（2）饮食及活动量：根据供需平衡原理，摄入能量多，消耗能量少，胰岛素剂量就大，反之则小。饮食热量高、活动量小则胰岛素需要量大，饮食热量低、活动量大则胰岛素需要量小。

（3）病程长短：1型糖尿病患者病程较长者其胰岛素需要量可能反而减少，其原因可能与消瘦和体重下降有关，也可能与肝肾功能状态有关。糖尿病出现肝肾功能减低时，糖异生减少，胰岛素清除率降低，半衰期延长，故胰岛素需要量减少；而2型糖尿病病情越长，胰岛素抵抗往往越明显，胰岛素用量则可能增加。

（4）应激与药物：糖尿病患者出现各种应激状态，如感染发热、酮症酸中毒、精神情绪紧张状态、月经、怀孕及分娩、创伤、手术等情况下，胰岛素需要量增加；有些药物会影响胰岛素的代谢清除和胰岛素的作用强度，有减弱胰岛素作用的制剂包括水杨酸制剂、磺脲药及四环素等，应用这些药物时胰岛素的需要量增加；而有拮抗胰岛素作用的制剂包括升糖激素（糖皮质激素、生长激素、胰升血糖素、儿茶酚胺及甲状腺素等）、口服避孕药和噻嗪类利尿剂等，使用这些药物时也需要增加胰岛素用量。

（5）胰岛素制剂：高纯度胰岛素需要量小，但产生胰岛素抗体时剂量常需加大；胰岛素在夏季高温季节须4℃～10℃冷藏，保管不当可使其效价下降，用量相对增加。

（6）肥胖及体重：脂肪细胞的受体数与亲和力常与血浆胰岛素成反比，肥胖者较不敏感，剂量往往偏大；消瘦者较敏感，剂量偏小。另外，肥胖者容易合并胰岛素抵抗，胰岛素剂量也增加。

（7）肝肾功能：胰岛素主要在肝、肾中灭活降解，如果肝、肾功能出现减退，其灭活胰岛素的功能减弱，从理论上讲胰岛素的需要量可以减少，然而，这种现象有时被胰岛素抵抗性所抵消，故需要根据临床情况调整胰岛素剂量。

128 早期胰岛素治疗中常出现哪些问题？

目前早期胰岛素治疗存在如下几个问题：①在英国前瞻性糖尿病研

究的 10 年随访中，胰岛素组体重增加明显。②胰岛素治疗出现低血糖反应的危险性远高于接受磺脲类药物或二甲双胍及饮食控制的患者。③胰岛素治疗可能使糖尿病并发视网膜病变者发生进展。④接受胰岛素治疗的患者中，结肠直肠癌的发生危险增加，治疗时间越长危险性越大。⑤没有证据显示早期用胰岛素治疗能阻止 β 细胞衰竭。⑥胰岛素治疗在降低大血管并发症（心肌梗死或卒中）发生危险方面并不优于磺脲类药物。⑦在心血管病的二级预防中，没有证据表明胰岛素治疗优于其他降糖治疗。有研究显示，糖尿病合并急性心肌梗死时，随机接受短期"胰岛素－葡萄糖"输注＋长期胰岛素治疗、短期"胰岛素－葡萄糖"输注后给予常规降血糖治疗和按常规方案治疗 3 个组，随访 0.5～3 年后，3 组的死亡危险并无显著差异。因此，2 型糖尿病合并急性心肌梗死者，提高生存率的关键不在于是否给予胰岛素，而在于血糖水平是否下降。

129　病情不重可以用胰岛素吗？

糖尿病虽然是由于各种原因引起的，但主要是胰岛素分泌绝对缺乏或相对缺乏造成的。现在越来越多的 2 型糖尿病患者在生活方式干预和口服降糖药治疗后血糖仍不达标时（糖化血红蛋白≥7.0%），即使病情并不算严重，也开始使用胰岛素联合治疗；甚至对一些血糖较高的新诊断的 2 型糖尿病患者，建议他们先用一段时间的胰岛素治疗，待血糖得到良好控制后，再制订后续治疗方案。因为 2 型糖尿病发病之初，胰岛功能往往已经受损一半以上，早期应用胰岛素强化治疗可以使患者的胰岛功能得到显著改善，达到血糖的良好控制，减少糖尿病的并发症，延缓糖尿病的进展。

130　是否存在胰岛素"成瘾"？

2 型糖尿病的药物治疗包括口服降糖药和胰岛素治疗。口服降糖药已被广大的糖尿病患者所接受，而胰岛素治疗则常常被拒绝。这不仅耽误了疾病的治疗，而且可能延误治疗的最佳时机，对患者极为不利。其实，胰岛素是人体必需的一种激素，没有胰岛素，人体就无法进行正常的生理代谢活动。

糖尿病患者使用的胰岛素主要是人工胰岛素，自 1921 年问世以来，已使糖尿病患者生存率大为提高，各种并发症的发生率和致残率大幅降低。胰岛素真正使糖尿病成为可治之症。应用胰岛素可以很好地控制血糖，改善并恢复患者胰岛 β 细胞的功能，对改善患者病情及预后益处极大。即使需要长期注射胰岛素的患者，也因病情的需要，该使用胰岛素治疗就可以使用。当身体情况发生变化，不需要胰岛素治疗时就可以停止使用。

对于血糖较高的初诊糖尿病患者，通过短期的胰岛素强化治疗或胰岛素补充治疗，使患者的胰岛功能得到显著改善后，单凭饮食和运动控制就可以良好地控制血糖。所以说胰岛素的使用是根据病情的需要，该用则用，该停则停。根本不存在"成瘾"的问题。

131 如何权衡利弊，合理使用胰岛素？

根据目前国内外的文献报道，对于胰岛素的使用比较保守。如果患者血糖非常高，已经产生了 β 细胞毒性，这时应该使用胰岛素治疗。但必须检测血糖变化，一旦葡萄糖毒性解除，β 细胞恢复对葡萄糖的敏感性，就应该及时调整胰岛素剂量甚至改用口服降糖药物，以避免低血糖的发生。尽管短期应用胰岛素治疗对心血管有益，但长期胰岛素治疗对心血管的利弊尚无定论。

对于肥胖患者，除非血糖特别高，否则不赞成使用胰岛素，在无口服降糖药物的禁忌证时，目前主张选择口服降糖药物，尤其是胰岛素增敏剂或改善其敏感性的药物如双胍类药物、阿卡波糖类药物。在糖尿病的防治中，最重要的是改变生活方式，因为只有调整了最基本的诱因，才可能使糖尿病患者得到更合理的治疗。通过突然增加胰岛素剂量来调整血糖，会人为造成高胰岛素血症，并可能由此带来不良后果，因此要慎重。

132　2 型糖尿病患者胰岛素治疗的新目标是什么?

2 型糖尿病患者血糖控制越好其并发症就越少，糖化血红蛋白（HbA1c）每下降 1%，就可使死亡风险降低 21%，心脏事件风险降低 14%，微血管并发症降低 37%，外周血管疾病风险降低 43%。根据新的临床证据，现已对血糖的控制目标进行了改进，即目标值更低，但是如果糖尿病疾病进展得更快，治疗达标就更加困难了。

2 型糖尿病患者胰岛素治疗的新目标：随着病情的进展，胰岛 β 细胞功能呈进行性下降，当降至正常的 15% 以下时，口服降糖药物不再起效。因此，2 型糖尿病的治疗发生了改变，应尽早开始药物治疗，正确使用胰岛素，应积极治疗糖尿病前期综合征，降低 HbA1c，减轻糖尿病并发症负担。2005 年出台的国际糖尿病联盟指南明确指出了 HbA1c、餐前血糖和餐后血糖的控制目标，美国临床内分泌学会专家共识的建议也对"治疗达标"予以肯定。然而，抛开指南面对我们的临床现实，大部分患者的血糖并未控制达标，即使达标，可能对于心血管疾病的保护也尚不充分，因此还需要更好的工具、更好的教育以及更好的治疗方法，而且这些必须在 2 型糖尿病病程早期就开始实施，同时要进行 2 型糖尿病综合管理，控制好血糖、血压、血脂、体重、尿酸并戒烟等。

133　如何调节胰岛素分泌模式，促进血糖达标?

《中国 2 型糖尿病防治指南》（2013 年版）在血糖控制方面强调，无论哪一治疗层次均应将糖化血红蛋白（HbA1c）降至 7.0% 以下。

令人遗憾的是，一项针对中国 30 家三甲医院专科糖尿病中心的调查显示，88.5% 的患者 HbA1c 没有达标。是什么原因使得血糖控制的达标率如此之低？从现在的研究结果中我们不难发现，尽管将 HbA1c 控制在 6.5% 左右，发生糖尿病并发症的风险可以显著降低，但与此同时发生低血糖的概率也显著增加。因此，部分医务人员出于对低血糖的顾虑而导致血糖控制不能达标。因此，要解除其顾虑就必须找出更好的方法来实现血糖达标，并且最大限度地减少低血糖的风险。

在 2 型糖尿病患者中普遍存在胰岛素分泌模式的异常，由于 β 细胞功能的衰竭，胰岛素第一时相的分泌缺陷，而第二时相的分泌延长并且缓慢，从而造成了餐后血糖升高。正因为如此，2 型糖尿病患者的胰岛素分泌高峰和血糖高峰相互不匹配。所以，只有调节胰岛素分泌模式，解决两项高峰不匹配的问题才能使单位胰岛素发挥最大作用，同时有效避免低血糖的发生。

格列奈类为非磺脲类促胰岛素分泌剂，我国市场上有瑞格列奈、那格列奈、米格列奈钙在销售，它们可刺激胰岛素早时相分泌，作用快，半衰期短，能快速降低餐后血糖，减少低血糖发生率，同时不会引起高胰岛素血症而导致动脉粥样硬化。

格列奈类不仅单药治疗有效，与其他药物联合应用还能获得更大的价值，其与二甲双胍联用可以使 70% 的患者 HbA1c 达标。德国的一项研究表明，那格列奈与二甲双胍联合可以有效降低 HbA1c 和餐后血糖水平，而且患者的血压和体重都有明显的下降，药物耐受性良好。此外，一项胰岛素增敏剂加用那格列奈控制难治性高血糖患者的研究，对单用胰岛素增敏剂治疗而 HbA1c 不能继续下降的 2 型糖尿病患者加用那格列奈，结果 38% 未达标患者的 HbA1c 达标（＜7%）。

英国前瞻性糖尿病研究显示，无论是常规治疗组，还是强化治疗组，随着糖尿病患者病程的延长，患者血糖的达标率不断下降，表明 2 型糖尿病患者的胰岛 β 细胞功能出现进行性衰竭，每年递减约 4%。根据这一结果，研究者对那格列奈进行了观察，结果发现，治疗 36 个月后那格列奈降低血糖、降低 HbA1c 的疗效依然显著。另一项研究表明，那格列奈在不增加 β 细胞功能负担的情况下能有效改善轻度 2 型糖尿病患者的胰岛 β 细胞功能。因此，改善糖尿病患者的 β 细胞功能，是治标更治本。

那格列奈与安慰剂组低血糖发生率相似。值得注意的是年龄对低血糖没有影响，那格列奈对老年患者同样安全。那格列奈对于糖尿病的治疗不仅有效而且安全，其通过调节胰岛素的分泌模式，使得血糖控制达标，减少了低血糖和并发症的发生率。

134 国际糖尿病联盟指南对 2 型糖尿病降糖治疗是怎样建议的？

前面说过，2012 年国际糖尿病联盟发布了有关 2 型糖尿病治疗的全球指南，这一指南分为 3 个级别，其中的推荐级别更适合我国，以下就是推荐级别的具体内容。

（1）当生活方式干预无法控制血糖在目标水平时，需要启动口服降糖药治疗，同时还需进行生活方式的干预。每新开始使用一种药物或者新增至某剂量时，可观察 3 个月。

（2）一线用药：除了存在肾功能损害或者其他禁忌证，二甲双胍是 2 型糖尿病患者的第一线用药。缓慢增加二甲双胍剂量以减少胃肠道不良反应。定期监测肾功能，若估算的肾小球滤过率（eGFR）<45ml/（min·1.73m^2），需谨慎用药。若二甲双胍不宜使用时，其他的替代方案包括磺脲类药物（或格列奈类药物）或者 α - 糖苷酶抑制剂。

（3）二线用药：当血糖未达到控制目标时，加用磺脲类药物。其他的替代方案包括二甲双胍、DPP - 4 抑制剂、噻唑烷二酮类药物或速效胰岛素类似物。

（4）三线用药：当血糖仍未达到控制目标时，启动胰岛素治疗（基础胰岛素或者预混胰岛素）或加用第三种口服药物（α - 糖苷酶抑制剂、DPP - 4 抑制剂、噻唑烷二酮类药物或 GLP - 1 类似物）。

（5）四线用药：当口服降糖药物失效时，启动胰岛素治疗。

（6）胰岛素治疗：开始胰岛素治疗及加大剂量时，需要监测血糖变化，向患者解释适用胰岛素的理由。

（7）在使用胰岛素治疗的同时可以继续使用二甲双胍。其他口服降糖药也可与胰岛素联用。

起始胰岛素治疗：选用 NPH 胰岛素、甘精胰岛素或者地特胰岛素，或每天 1~2 次的预混胰岛素治疗。

135　什么情况下应选择胰岛素泵治疗?

胰岛素泵治疗指采用人工智能控制的胰岛素输入装置,通过持续皮下输注胰岛素,最大程度模拟胰岛素的生理性分泌模式,从而达到更好控制血糖的一种胰岛素治疗方法。

我国于 2014 年 8 月发布的《中国胰岛素泵治疗指南》中明确的适应证如下。

短期胰岛素泵治疗的适应证

(1) 1 型糖尿病患者和需长期胰岛素强化治疗的 2 型糖尿病患者住院期间。

(2) 需要短期胰岛素强化治疗的新诊断或已诊断的 2 型糖尿病患者。

(3) 2 型糖尿病患者伴应激状态。

(4) 妊娠糖尿病、糖尿病合并妊娠及糖尿病患者的孕前准备。

(5) 糖尿病患者的围术期血糖控制。

长期胰岛素泵治疗的适应证

(1) 1 型糖尿病患者。

(2) 需长期胰岛素治疗的 2 型糖尿病患者,特别是:①血糖波动大,虽采用多次胰岛素皮下注射方案,血糖仍无法平稳控制者;②黎明现象严重导致血糖总体控制不佳者;③频发低血糖,尤其是夜间低血糖、无感知低血糖和严重低血糖者;④作息时间不规律,不能按时就餐者;⑤不愿接受胰岛素每日多次注射,要求提高生活质量者;⑥胃轻瘫或进食时间长的患者。

(3) 需长期胰岛素替代治疗的其他类型糖尿病(如胰腺切除术后等)。

136　胰岛素泵治疗的禁忌证有哪些?

不适合胰岛素泵治疗的人群及禁忌证如下。

(1) 不需要胰岛素治疗的糖尿病患者。

（2）糖尿病酮症酸中毒急性期、高渗性昏迷急性期。

（3）伴有严重循环障碍的高血糖患者。

（4）对皮下输液管或胶布过敏的糖尿病患者。

（5）不愿长期皮下埋置输液管或长期佩戴泵，心理不接受胰岛素泵治疗的患者。

（6）患者及其家属缺乏相关知识，接受培训后仍无法正常掌握使用方法的患者。

（7）有严重的心理障碍或精神异常的糖尿病患者。

（8）生活无法自理，且无监护人的年幼或老年糖尿病患者。

137　胰岛素泵的优点是什么？

《中国胰岛素泵治疗指南》充分肯定了胰岛素泵在糖尿病治疗中的两大优势：更有利于血糖控制和提高患者的生活质量。前者具体体现在可减少胰岛素吸收的变异、平稳控制血糖、减少血糖波动、减少低血糖的发生风险、更少的体重增加、改善糖尿病围术期的血糖控制等；后者主要是指可以提高患者的治疗依从性和治疗满意度等。

已有研究证据表明，在胰岛素强化治疗中，与每日多次注射胰岛素相比，胰岛素泵可在进一步改善血糖控制的同时减少胰岛素用量和低血糖的发生，提高患者的生活质量。有研究表明，每日多次注射胰岛素仍血糖控制不佳的2型糖尿病患者转为胰岛素泵治疗，6个月后平均糖化血红蛋白（HbA1c）绝对值降低了1.1%，而继续每日多次注射胰岛素组 HbA1c 水平仅降低 0.4%，泵治疗组有更多患者达到 HbA1c < 8%。研究还显示，基线 HbA1c 越高的患者从胰岛素泵治疗中的获益越大。在研究结束时，泵治疗组的胰岛素用量更少，且治疗满意度更高。另一项对中国2型糖尿病患者进行的研究表明，使用胰岛素泵者低血糖的发生风险显著低于每日多次注射胰岛素者。多项临床研究表明，每日多次注射胰岛素仍血糖控制不佳的2型糖尿病患者，在改为胰岛素泵治疗后可以更好地控制血糖。荟萃分析也证实，对于需要长期接受胰岛素治疗的1型糖尿病患者，胰岛素泵对血糖控制效果显著优于每日多次注射胰岛素。

138　什么样的胰岛素更适合胰岛素泵的治疗？

与短效胰岛素相比，速效胰岛素类似物具有吸收起效快、持续时间短等特点，可以更好地实现血糖控制，并减少低血糖的发生。我国学者的一项研究显示，虽然门冬胰岛素和人胰岛素均可有效地改善 1 型和2 型糖尿病患者的 8 点血糖谱，但接受门冬胰岛素治疗者的全天血糖控制得相对较好。另一项研究显示，初诊 2 型糖尿病患者在胰岛素泵治疗中，应用门冬胰岛素治疗仅 1 天即可使空腹血糖达标，2 天时餐后血糖达标，达标时间显著快于人胰岛素。

一项为期 16 周的多中心研究，对 146 例 1 型糖尿病患者就门冬胰岛素、人胰岛素持续胰岛素泵输注的安全性及疗效性进行了比较。结果显示，门冬胰岛素与人胰岛素相比所有低血糖事件发生率和夜间低血糖事件发生率均更低。研究还显示，门冬胰岛素治疗的患者具有更好的 8点血糖谱，患者晚餐后的血糖较人胰岛素治疗者显著降低，但凌晨 2 点血糖较人胰岛素治疗者高，这意味着接受门冬胰岛素泵治疗的患者在降低餐后血糖的同时不易发生夜间低血糖。

139　如何理解胰岛素泵发生结晶的现象？

在使用胰岛素泵的过程中有可能出现胰岛素结晶堵塞输液管等意外情况，后者的发生也是导致意外高血糖的重要原因之一。

相对而言，门冬胰岛素的稳定性较好，不易形成沉淀而发生堵管。由于胰岛素作为一种蛋白质激素，同时带有正电荷和负电荷基团，其带电荷基团的电荷数随环境 pH 变化而变化。当处于等电点 pH 时，这种蛋白质的净电荷为零，胰岛素的溶解度最低，最容易形成沉淀。当环境pH 偏离等电点时，胰岛素的溶解度增高，不易形成沉淀。但胰岛素在泵中应用时，由于二氧化碳吸收等原因，其 pH 会逐渐下降。与赖脯胰岛素或人胰岛素相比，门冬胰岛素的等电点最低，因此，它是最不容易在泵中形成沉淀的胰岛素。

体外研究也显示，与赖脯胰岛素和人胰岛素相比，门冬胰岛素是在中性到酸性环境中最稳定、最晚形成沉淀的胰岛素。另有研究显示，虽然门冬胰岛素与谷赖胰岛素的等电点相同，但是与谷赖胰岛素相比，门冬胰岛素发生沉淀的环境 pH 更低。在一项对 1 型糖尿病患者接受门冬胰岛素或常规人胰岛素持续皮下胰岛素输注治疗的观察发现，在泵池中，门冬胰岛素的平均结晶程度评分明显低于人胰岛素；在导管中，门冬胰岛素的平均结晶程度评分同样显著低于人胰岛素；这提示，门冬胰岛素较人胰岛素可减少胰岛素泵堵管的发生。一项多国研究显示，与谷赖胰岛素相比，门冬胰岛素能显著减少不能解释的高血糖（＞16.7mmol/L）和胰岛素堵管的发生。

正是基于上述的安全性及有效性优势，门冬胰岛素成为拥有广泛适用人群的胰岛素类似物，被国家食品与药品监督管理总局批准可用于妊娠合并糖尿病、2 岁以上儿童及青少年糖尿病，以及 65 岁以上老年糖尿病患者。

第六章

糖尿病的并发症、合并症及其防治

- 糖尿病的急性并发症是指糖尿病患者因病情控制不佳所出现的急性代谢紊乱，包括糖尿病酮症酸中毒、高血糖高渗综合征、乳酸性酸中毒和严重低血糖。

- 糖尿病肾病的治疗措施包括改变生活方式、低蛋白饮食、控制血糖、控制血压、纠正脂质代谢紊乱、控制蛋白尿、透析治疗和肾移植等。

- 脂质代谢紊乱在 2 型糖尿病患者中常见，约半数糖尿病患者伴有不同程度的血脂异常，主要表现为三酰甘油（TG）及低密度脂蛋白胆固醇（LDL-C）升高、高密度脂蛋白胆固醇（HDL-C）降低。

- 糖尿病患者高血压的患病率是无糖尿病患者的 2 倍，并发肾脏损害时高血压患病率高达 70% ～ 80%。糖尿病患者合并高血压，以收缩压升高为主，脉压增大，相当多的患者表现为单纯收缩期高血压。

- 糖尿病合并脑血管病的特点是脑出血的患病率与非糖尿病人群相近，而脑梗死的患病率为非糖尿病人群的 4 倍。糖尿病是缺血性脑卒中的独立危险因素。糖尿病患者脑卒中的病死率、病残率、复发率较高，病情恢复慢。

● 全面控制好 2 型糖尿病患者的 6 大主要危险因素，包括不吸烟、非高密度脂蛋白胆固醇＜3.36mmol/L、TG＜1.7mmol/L、血压（收缩压＜130mmHg，舒张压＜80mmHg）及糖化血红蛋白（HbA1c）＜7%，可显著改善患者结局。

140 什么是糖尿病的急性并发症？

糖尿病急性并发症是指糖尿病患者因病情控制不佳而导致的急性代谢紊乱。常见的糖尿病急性并发症包括：糖尿病酮症酸中毒、高血糖高渗综合征（又称糖尿病非酮症性高渗性昏迷）以及在糖尿病治疗过程中出现的乳酸性酸中毒和严重低血糖。如发现糖尿病患者的血糖小于3.9mmol/L 或大于 16.7mmol/L，尤其是伴有精神、神经症状时就需提高警惕，注意急性并发症的可能。各种并发症发生的原因不同，病程演变各异，严重时均可导致患者死亡，需引起足够重视。

141 什么是糖尿病酮症酸中毒？

糖尿病酮症酸中毒是由于胰岛素不足和升糖激素不适当升高引起的糖、脂肪和蛋白质代谢严重紊乱，临床以高血糖、高血酮和代谢性酸中毒为主要表现。

糖尿病酮症酸中毒分为轻度、中度和重度。仅有酮症而无酸中毒称为糖尿病酮症；轻、中度糖尿病酮症酸中毒除酮症外，还有轻至中度酸中毒；重度糖尿病酮症酸中毒是指酸中毒伴意识障碍（糖尿病酮症酸中毒昏迷），或虽无意识障碍，但血清碳酸氢根低于 10mmol/L。

糖尿病酮症酸中毒主要表现有多尿、烦渴多饮和乏力症状加重。失代偿阶段出现食欲减退、恶心、呕吐，常伴有头痛、烦躁、嗜睡等症状，呼吸深快，呼气中有烂苹果味（丙酮气体）；病情进一步发展会出现严重失水，尿量减少、皮肤黏膜干燥、眼球下陷、脉快而弱、血压下降、四肢厥冷；到晚期，各种反射迟钝甚至消失，出现昏迷。糖尿病酮症酸中毒是糖尿病患者最常见的急性并发症，严重者出现不同程度的意识障碍直至昏迷，若不及时救治将导致死亡。

（1）发生机制。酮症酸中毒是由于酮体过多而形成的。酮体是脂肪代谢的不完全产物，包括乙酰乙酸、β羟丁酸和丙酮 3 种成分。前两种都是酸类，酮体过多就会发生酸中毒。糖尿病患者，尤其是 1 型糖尿病患者体内胰岛素不足，使血糖升高，人体却无法利用其作为能量来源，机体只能进行调节，通过脂肪产生能量，加速脂肪分解，以补充能量。这时体内脂肪分解过度，酮体产生过多，既不能被有效利用，也难以完全排出体外，故在血液中大量积蓄，使血中酮体水平升高。当酮体仅轻度增加时，身体通过调节，还能使血液酸碱度保持在正常范围，称之为单纯性酮症。若体内酮体产生进一步增多，超过机体处理能力，导致血液变成酸性，出现了代谢性酸中毒，即为糖尿病酮症酸中毒。值得注意的是部分患者，尤其是儿童患者可出现胃肠道症状，如恶心、呕吐、腹痛拒按而被误诊为胃肠炎或急腹症。

（2）诱因。引起酮症酸中毒的诱因有：①1型糖尿病初发时有可能以酮症酸中毒的方式发病；②突然停用或胰岛素的用量不足；③其他应激情况如合并急性感染、创伤、急性心肌梗死、脑卒中等。故对糖尿病酮症酸中毒患者，应该是防重于治，首先要避免上述诱因。

（3）预防。首先，要注意合理的饮食、运动；其次，坚持正确的药物治疗原则，不要听信徒有虚名的"偏方"而延误正规的治疗。尤其是1型糖尿病患者如果误信某种方法而停用胰岛素，结果可能会导致酮症酸中毒，甚至引起死亡。对于糖尿病酮酸中毒的诱因要及时处理，把症状控制在较轻的程度，避免糖尿病酮症酸中毒加重。

糖尿病酮症酸中毒有时也可发生于2型糖尿病患者，当胰岛素分泌不足时，机体就会过分动员体内脂肪分解产生酮体；而胰岛素抵抗一方面可造成胰岛素的相对不足，另一方面常伴发升糖激素的分泌，如胰高血糖素等。升糖激素可升高血糖，同时促进脂肪的分解和酮体的产生。另外，2型糖尿病患者一般年龄较大，容易合并某些1型糖尿病患者不常见的疾病，如感染、心肌梗死、脑卒中等，这些"应激状态"均可成为糖尿病酮症酸中毒的诱因。故2型糖尿病虽然不像1型糖尿病那样容易发生酮症酸中毒，但在某些特定环境下，也可能发生酮症酸中毒。

142 什么是高血糖高渗综合征？

高血糖高渗综合征，也称糖尿病非酮症性高渗性昏迷，是糖尿病的严重急性并发症之一。临床表现为：①严重高血糖，但没有明显的酮症酸中毒；②血浆渗透压显著升高；③严重脱水和意识障碍。高血糖导致渗透性利尿，引起脱水，肾小球滤过率下降，尿糖也随之减少，肾脏排泄葡萄糖减少，高血糖和高渗透压进一步加重。高渗透压造成细胞脱水，当影响到中枢神经系统时引起意识障碍。

高血糖高渗综合征的发生率低于糖尿病酮症酸中毒，但其预后不良，死亡率高达50%以上。

143 高血糖高渗综合征的特点是什么？

高血糖高渗综合征是糖尿病的严重急性并发症，容易出现昏迷，大多发生在老年2型糖尿病患者，主要原因是在体内胰岛素相对不足的情况下，出现了引起血糖急剧升高的因素，同时伴有严重失水，导致血糖显著升高。本病的临床特点与糖尿病酮症酸中毒不同，患者酮症和酸中毒一般不重，但血糖和血浆渗透压很高，患者很容易发生昏迷，一旦发病，死亡率也远比糖尿病酮症酸中毒高，应该警惕。引起糖尿病高渗综合征的诱因包括：①有糖尿病而无察觉，没有采取正规的治疗，甚至因诊断为脑血管意外而误用高浓度的糖输液，使血糖显著升高。②应激状况，有感染、心绞痛或心肌梗死、脑血管意外、外科手术等情况。③渴感减退，患者因年老，饮水中枢不敏感，而造成进水过少血液浓缩等。

高血糖高渗综合征发病时的主要表现为糖尿病"三多一少"的症状加重，皮肤干燥脱水严重，精神萎靡不振，昏睡以至昏迷，常伴有抽搐、偏瘫、失语等中枢神经功能障碍的表现，很容易被误诊为脑血管意外而延误治疗。化验检查发现患者尿中糖高而酮体不太高，一般血糖极高，常在33.3mmol/L以上。主要诊断依据是血浆渗透压升高。

高血糖高渗综合征的预防要注意以下几点：第一，及时发现和正确治疗糖尿病。提高对糖尿病的警惕性，经常进行自我监测，及早发现糖尿病，及时治疗。第二，注意合理生活起居，合理饮食，合理体育锻炼和休息，不要过度劳累。尤其是注意饮水，不要限制饮水，以免造成脱水和血液浓缩。第三，老年人患病要及时治疗，发生神志不清或昏迷者，要注意查一下血糖，因为高血糖及低血糖都能引起昏迷。

因高血糖高渗综合征是一种十分严重的糖尿病急性并发症，一旦发生，应立即住院抢救。因为脱水是造成一系列症状的主要原因，只有及时补足水分才能使血液中的代谢物和糖分自尿中迅速排出，从而维持患者的血压和心脏功能，故治疗中补充水分十分重要。对于清醒患者，可大量给患者饮用温开水（不要喝盐水），昏迷患者应及时送医院。治疗上补充液体也是非常重要的环节，尽快补足水分，而又不至引起脑水肿、肺水肿和心力衰竭，是治疗成功的关键。而使用胰岛素降低血糖，对治疗也至关重要。与此同时，必须注意治疗引起本病的诱因，标本兼治，避免患者再次进入糖尿病高渗状态。

144 乳酸性酸中毒的特点是什么？

乳酸性酸中毒是糖尿病的另一种急性并发症，主要是体内无氧酵解的糖代谢产物中乳酸大量堆积，导致高乳酸血症，进一步出现血 pH 降低，称为乳酸性酸中毒。正常情况下，空腹静脉血中乳酸浓度为 0.4 ~ 1.4mmol/L，当血乳酸 > 2mmol/L，血 pH < 7.35 时，而又无其他酸中毒的原因，可诊断为本病。具体地讲，乳酸性酸中毒是一种因血液中乳酸堆积而引起患者酸中毒的疾病。乳酸是一种有机酸类，主要是糖类在体内代谢过程中产生的，在缺氧的条件下乳酸的生成量增加。正常时身体可产生少量乳酸，少量的乳酸对身体无害，还能在肝脏作为能量的来源被利用再合成为葡萄糖，多余的乳酸则经过肾脏排出体外。所以，正常情况下血液中乳酸的浓度不高，不超过 2mmol/L。病理状态下，可出现体内乳酸含量增加，其主要原因有两方面：一方面为乳酸生成过多，比如由于心、肺功能障碍或者血管阻塞造成氧气供应不足，在缺氧的条件下，乳酸的生成就会明显增加，尤其是糖尿病患者过量服用苯乙双胍（降糖灵），可促使乳酸大量生成；另一方面为乳酸代谢障碍，比如肝功能障碍，不能将乳酸迅速代谢，或者肾功能不全，不能将多余的乳酸完全排出体外，均可造成乳酸在体内的堆积。乳酸是一种强有机酸，含量过高就会造成乳酸性酸中毒，甚至危及生命，近年的报道提示，该病的发病率虽然很低，但病死率可达 50% 以上。乳酸性酸中毒的临床表现特异性不强，类似一般的酸中毒，如疲乏无力、腹痛、恶心、呕吐、呼吸深快、意识障碍，重者出现昏迷。

乳酸性酸中毒目前以预防为主，防患于未然。因过量服用降糖灵可能引起乳酸性酸中毒，最好避免使用降糖灵，尤其是心、肺、肝、肾功能不全的老年人更要注意。如果乳酸性酸中毒已经发生，就要及时发现，有效治疗。轻度乳酸性酸中毒可以通过大量饮水，促进乳酸的排出，同时服用适量的碳酸氢钠等碱性药物进行纠正。中等程度以上的乳酸性酸中毒患者需要住院治疗，包括输液、抗酸及补钾等，胰岛素治疗对乳酸的消除也有帮助。此外，值得注意的是，乳酸性酸中毒患者的抗酸治疗不能使用乳酸钠，否则将使血液中的乳酸含量升高，症状加重。

145　糖尿病肾病的特点是什么？

目前认为糖尿病肾病的发病可能与遗传易感性、糖脂代谢紊乱及肾小球血流动力学等因素有关。糖尿病肾病是 1 型糖尿病患者死亡的主要原因，根据目前资料，现将其特点归纳如下。

（1）诊断：根据糖尿病病史（常在 6 ~ 10 年或以上），出现持续性微量蛋白尿（尿蛋白达 20 ~ 200μg/min 或 30 ~ 300mg/24h），即应拟诊为"早期糖尿病肾病"；如果病史更长，尿蛋白阳性，甚至出现大量蛋白尿及肾病综合征，即应考虑"临床糖尿病肾病"的诊断。在确诊糖尿病肾病前必须除外其他肾脏疾病，必要时需做肾穿刺病理检查。糖尿病肾病及眼底病变均为糖尿病的微血管并发症，两者常同时出现，因此发现糖尿病眼底病变（尤其是微血管瘤等）亦能提供支持糖尿病肾病诊断的旁证。导致微量蛋白尿的主要危险因素是血糖控制不佳、高血压、吸烟和低密度脂蛋白胆固醇升高。

（2）预防：首先是严格控制血糖，要求空腹血糖 < 6.1mmol/L，餐后血糖 < 8.0mmol/L，糖化血红蛋白 < 6.5%，不能达标则无法有效预防糖尿病肾病的发生及进展。其次是严格控制高血压，凡是合并高血压的糖尿病患者都要积极控制高血压，其重要性超过控制血糖。无肾损害及尿蛋白 < 1.0g/24h 的患者，血压应控制为 < 130/80mmHg；尿蛋白 > 1.0g/24h 的患者，血压应控制为 < 125/75mmHg。糖尿病患者从出现微量白蛋白尿起，无论有无高血压均应服用血管紧张素转化酶抑制剂或血管紧张素受体拮抗剂，因为此类药不仅能降低高血压，而且还能减少尿白蛋白及延缓肾损害进展。并发血脂异常的糖尿病患者应进行调脂治疗，将血脂

控制达标：总胆固醇（TC）<4.5mmol/L，低密度脂蛋白胆固醇（LDL-C）<2.6mmol/L，高密度脂蛋白胆固醇（HDL-C）>1.1mmol/L，三酰甘油（TG）<1.7mmol/L。对保护靶器官而言，降低 TC 及 LDL-C 尤为重要。

（3）治疗：早期糖尿病肾病进行积极治疗可逆转，晚期糖尿病肾病（Ⅳ～Ⅴ期）的治疗较为困难，只能对症处理。如出现肾功能不全时应采取如下综合治疗：延缓肾损害进展，药物治疗首选血管紧张素转化酶抑制剂或血管紧张素受体拮抗剂。只要检出微量白蛋白尿，无论高血压是否增高均要服用，经济条件许可尽量选用长效、双通道排泄药物（即同时通过肝脏及肾脏代谢的药物，如果肾功能受损，可以从肝脏代谢，不至于药物在体内蓄积，如缬沙坦、贝那普利等）。从小量开始，逐渐加量，无特殊情况不必停药。禁忌证：双侧肾动脉狭窄、妊娠及血清肌酐>265μmol/L（相对禁忌）的患者不能用此类药物。还应限制蛋白质入量，排出体内代谢毒物。采用肠胃透析治疗，即服用含中药大黄的药物，或用含大黄的中药煎剂保留灌肠。维持机体内环境平衡，应注意纠正水、电解质及酸碱平衡紊乱。应使用红细胞生成素及铁剂治疗肾性贫血。并使用活性维生素 D_3 治疗继发性甲状旁腺功能亢进及相关肾性骨病。对终末期肾衰竭的治疗，同其他肾脏病导致的终末期肾衰竭相似，只能进行肾脏替代治疗包括血液透析、腹膜透析，最后可行肾移植。

146 糖尿病会引发尿毒症吗？

多数糖尿病患者都错误地认为糖尿病和终末期肾病（即尿毒症）没有相互联系，但实际上两者有着十分密切的联系。最新数据统计显示，每 3 个尿毒症患者中就有 1 个人是由糖尿病肾病发展而来的，糖尿病肾病已成为导致尿毒症的首要因素。

由于 2 型糖尿病没有典型的"三多一少"症状，大约有 67% 的糖尿病患者没有得到及时诊断。即便是在确诊的糖尿病患者中，在治疗时也仅 1/4 的患者进行尿微量白蛋白尿的检测，多数患者未及早发现糖尿病肾病。与此同时，由于有半数以上的糖尿病患者合并有高血压，而目前在选择降压药物时也极少关注到对肾脏、心脏等器官的保护，从而导致糖尿病患者发生终末期肾衰竭。

147 如何预防糖尿病发展为尿毒症？

糖尿病是尿毒症产生的主要原因，约有 30% 的糖尿病患者将发展成尿毒症。在欧美等发达国家糖尿病和高血压已成为尿毒症的首要因素，约占 50%。由此可见糖尿病在尿毒症的防治中占有重要地位，防止糖尿病向尿毒症发展是防治尿毒症的重要措施，这些措施主要包括以下几个方面。

（1）加强健康教育。在全社会进行糖尿病相关知识以及糖尿病与尿毒症相互联系的教育。增进公民的健康意识，提高糖尿病的早期就诊率和控制率，预防尿毒症等重要并发症的发生。

（2）防止糖尿病的发生。发生糖尿病的高危因素有：家族史、肥胖、曾有血糖高或尿糖阳性、生产过超过 4kg 婴儿、烟酒、代谢综合征（高体重、高血压、高血脂、高尿酸、高血黏稠度、脂肪肝）。在这些高危因素中，除家族史是遗传因素外，其他因素都与不良生活方式有关，是可以预防的，具体措施如下：①提倡健康的生活方式，即"合理膳食、适量运动、戒烟限酒、心理平衡"。只要能做到这四点，糖尿病就可减少 50%。②对上述高危人群进行严密监测，定期检查血糖、尿糖、糖耐量、体重、血压、血脂等，对这些人群一方面指导改善生活方式，另一方面尽早发现糖尿病。

（3）有效控制糖尿病，防止其向尿毒症发展。在上述预防措施的基础上，对已经发病的糖尿病要早发现、早治疗，有效控制糖尿病。糖尿病控制的指标如下：空腹血糖为 4.4～6.1mmol/L，餐后 2 小时血糖为 4.4～8.0mmol/L；糖化血红蛋白（HbA1c）＜6.5%；血压＜130/80mmHg；体重指数（BMI）男性＜23kg/m²，女性＜22kg/m²；总胆固醇（TC）＜4.5mmol/L，三酰甘油（TG）＜1.5mmol/L，高密度脂蛋白胆固醇（HDL-C）＞1.1mmol/L，LDL-C＜2.6mmol/L。对于糖尿病不仅要治疗，而且要定期检查，达到治疗目标。

（4）严密监测糖尿病患者的肾功能。临床上将糖尿病肾损害分为 5 期：蛋白尿前期、蛋白尿初期、临床显性蛋白尿期、氮质血症期、终末期（尿毒症期）。这 5 期发现越早对治疗越有利，故要及早发现蛋白尿前期，而蛋白尿前期的特征是间歇性的微量白蛋白尿，因此对糖尿病患者定期检查尿微量白蛋白极为重要，最少每年检测 1 次，对于发现有微量白蛋白尿者，应缩短检查周期，及时治疗。

 148 糖尿病肾病如何分期？

目前把糖尿病所致肾损害分为 5 期，见下表。

糖尿病所致肾损害分期

分期	临床表现
Ⅰ期	肾小球高滤过，肾脏体积增大
Ⅱ期	间断微量白蛋白尿，休息时晨尿或随机 ACR 正常（男性 < 2.5mg/mmol，女性 < 3.5mg/mmol），病理检查可发现肾小球基底膜轻度增厚及系膜基质轻度增宽
Ⅲ期	早期糖尿病肾病期，以持续性微量白蛋白尿为标志，ACR 为 2.5～30mg/mmol（男性），3.5～30mg/mmol（女性），病理检查肾小球基底膜轻度增厚及系膜基质增宽明显，小动脉壁出现玻璃样变
Ⅳ期	临床糖尿病肾病期，显性白蛋白尿，ACR > 30mg/mmol。部分可表现为肾病综合征，病理检查肾小球病变更重，部分肾小球硬化，灶状肾小管萎缩及间质纤维化
Ⅴ期	肾衰竭期

ACR = 尿白蛋白与肌酐比值

糖尿病肾病的肾功能应按照估算的肾小球滤过率（eGFR）进行分期。慢性肾脏病的肾功能分期见下表。

慢性肾脏病的肾功能分期

分期	特点描述	eGFR［ml/（min·1.73m²）］
1	GFR 增加或正常伴肾损伤	≥90
2	GFR 轻度降低伴肾损伤	60～89
3a	GFR 轻中度降低	45～59
3b	GFR 中重度降低	30～44
4	GFR 重度降低	15～29
5	肾衰竭	≤15 或透析

GFR = 肾小球滤过率，eGFR = 估算肾小球滤过率。可用如下简单的公式来估算肾小球滤过率：GFR（ml/min）=（140 − 年龄）× 体重（kg）× 1.23/血肌酐浓度（μmol/L）。计算女性时，应再乘以 0.85

在诊断时要排除非糖尿病性肾病，以下情况应考虑非糖尿病肾病：糖尿病病程较短，单纯肾源性血尿或蛋白尿伴血尿，短期内肾功能迅速恶化，不伴视网膜病变，突然出现水肿和大量蛋白尿而肾功能正常，显著肾小管功能减退，合并明显的异常管型。肾穿刺病理检查可以协助鉴别。

149 糖尿病肾病的治疗措施有哪些？

（1）改变生活方式。如合理控制体重、糖尿病饮食、戒烟及适当运动等。

（2）低蛋白饮食。糖尿病肾病期应实施低蛋白饮食治疗，肾功能正常的患者饮食蛋白质摄入量为每天每千克体重 0.8g；在肾小球滤过率下降后，饮食蛋白质摄入量为每天每千克体重 0.6~0.8g。蛋白质来源应以优质蛋白为主。如每天每千克体重蛋白质摄入量≤0.6g，应适当补充复方 α－酮酸制剂。

（3）控制血糖。肾功能不全的患者可优先选择从肾脏排泄较少的降糖药。严重肾功能不全患者应采用胰岛素治疗，宜选用短效胰岛素，以减少低血糖发生。

（4）控制血压。年龄超过 18 岁的非妊娠患者血压应控制在 140/80mmHg 以下。降压药首选血管紧张素转换酶抑制剂（ACEI）或血管紧张素受体阻滞剂（ARB），血压控制不佳者可加用其他降压药物。

（5）纠正脂质代谢紊乱。

（6）控制蛋白尿。自肾脏病变早期阶段（微量白蛋白尿期），不论有无高血压，首选 ACEI 或 ARB 类药物，减少尿白蛋白。因该类药物可导致短期肾小球滤过率下降，在开始使用这些药物的前 1~2 周内应检测血清肌酐和血钾浓度。不推荐在血肌酐>265μmol/L 和高血钾的肾病患者应用 ACEI 或 ARB。

（7）透析治疗和移植。当糖尿病肾病肾衰竭者需透析或移植治疗时，应尽早开始。一般肾小球滤过率降至 15~20ml/min 或血清肌酐水平超过 442 μmol/L 时应积极准备透析治疗，透析方式包括腹膜透析和血液透析。有条件的糖尿病患者可行肾移植或胰－肾联合移植。

150 血管紧张素转化酶抑制剂（ACEI）在糖尿病肾病中的应用如何？

目前有充分的证据显示血管紧张素转化酶抑制剂（ACEI）在 1 型糖尿病患者中有肾脏保护作用。相关研究显示，卡托普利（一种 ACEI）可以减少临床型肾病患者的蛋白尿并可以使其肌酐清除率下降的速度约延缓 50%；卡托普利治疗伴有微量白蛋白尿的 1 型糖尿病患者可以减缓 75% 的临床型肾病的发生，这均表明在肾病发生早期 ACEI 就具有肾病保护作用。最近关于 ACEI 在 1 型糖尿病肾病中的荟萃分析再次证明了上述结果，在涉及卡托普利、赖诺普利、培哚普利等 ACEI 的试验中，治疗 2 年后，尿蛋白排泄率平均减少了 50.5%。进一步分析表明，它们降低尿蛋白的作用是独立于降压作用的。在血压正常伴有微量白蛋白尿的 1 型糖尿病患者中，ACEI 仍然可以有效减少尿蛋白的排泄，基于上述理由，在 1 型糖尿病患者临床前和临床肾病中使用 ACEI 是合理的。

ACEI 可以延缓 2 型糖尿病临床前和临床肾病的进展，但缺乏防止临床肾病进展为肾功能不全的证据。对于 2 型糖尿病伴有临床型肾病的患者来说，尚缺乏大规模临床试验证实 ACEI 可延缓肾功能的减退。因此目前的指南并不把 ACEI 作为伴有临床肾病的 2 型糖尿病患者的一线用药选择。

在临床前肾病中，有较多的证据提示 ACEI 能够延缓正常白蛋白尿和微量白蛋白尿进展到临床型肾病。例如有研究表明，雷米普利可使正常或微量白蛋白尿进展到临床蛋白尿的风险降低 24%。因此，在 2 型糖尿病的临床前肾病中使用 ACEI 可能是适宜的。

151 血管紧张素受体阻滞剂（ARB）在糖尿病肾病中的应用如何？

迄今为止，尚缺乏血管紧张素受体阻滞剂（ARB）在 1 型糖尿病患者中肾脏保护作用的大规模临床试验。

目前已有充分的证据证明 ARB 在 2 型糖尿病患者中的肾脏保护作

用。在 2 型糖尿病中，两项大型国际临床试验结果显示，与常规降压治疗比较，依贝沙坦和氯沙坦（这两种药物均为 ARB）可以分别显著降低伴有临床型肾病的 2 型糖尿病患者肾脏终点事件（包括血肌酐水平加倍、终末期肾病、死亡）20％ 和 16％。最近的两项研究则分别显示了 ARB 在伴有临床前肾病的 2 型糖尿病中的作用：在一项缬沙坦（一种 ARB）与氨氯地平的对照研究中，缬沙坦减少微量白蛋白尿的危险达 44％，而作为对照的氨氯地平减少微量白蛋白尿的危险仅为 8％；另外缬沙坦可使 30％ 的患者微量白蛋白尿恢复正常，而使用氨氯地平治疗者仅有 15％ 的微量白蛋白尿恢复到正常。

152 糖尿病肾病患者如何使用 ACEI 和 ARB？

根据上述循证医学证据，美国糖尿病协会关于糖尿病治疗的指南（2005）指出：①在治疗糖尿病患者的微量白蛋白尿和大量白蛋白尿时，血管紧张素转化酶抑制剂（ACEI）和血管紧张素受体阻滞剂（ARB）均可以使用。②在缺乏一对一比较 ACEI 和 ARB 疗效的情况下，根据现有临床试验的结果做出以下推荐：对于 1 型糖尿病患者，伴有高血压或者任何程度白蛋白尿的情况下，ACEI 均可以延缓肾病进程；而对于伴有高血压和微量白蛋白尿的 2 型糖尿病患者，ACEI 和 ARB 均可以推迟发展到大量白蛋白尿的进程；但是对于 2 型糖尿病患者伴有高血压、大量白蛋白尿和肾功能不全（血肌酐 >133μmol/L）时，只有 ARB 可能推迟肾病的进程。③如果不能耐受某种药物，可以用另一种代替。

153 如何获得最大的肾脏保护作用？

目前已经有较多的证据显示联合使用血管紧张素转化酶抑制剂（ACEI）和血管紧张素受体阻滞剂（ARB）可能具有协同的肾脏保护作用。在临床前肾病中的研究发现，使用坎地沙坦（一种 ARB）和赖诺普利（一种 ACEI）联合治疗伴有微量白蛋白尿和高血压的 2 型糖尿病患者，可取得较单药治疗更好地控制血压和延缓蛋白尿进展的效果。最近的一项研究也显示了类似的结果。有学者认为，即使单一药物已经达到最大降蛋白尿作用时，再加用另一种药物还是可以收到进一步的肾脏保护作用。2004 年发表的一项荟萃分析表明，在糖尿病肾病患者（包括 1 型和 2 型糖尿病）中联合使用 ACEI 和 ARB 较单一治疗可以进一步减少尿白蛋白达 11% ～ 43%，且患者均能良好耐受这种治疗。联合使用 ACEI 和 ARB 还可以在糖尿病肾病中降低血胆固醇和低密度脂蛋白的水平，这种作用被认为有助于长期的肾脏和心血管保护作用。

对于单独使用 ACEI 或 ARB 孰优孰劣，目前由于缺乏直接比较两者长期肾病保护作用的研究，因此很难得出确切的结论。

从现有的证据来看，ACEI 和 ARB 联合治疗在减少蛋白尿方面优于单药治疗，且具有良好的耐受性，不良反应与单药治疗没有明显差异。需要注意的是存在升高血钾的危险性。尽管联合治疗可以使蛋白尿水平下降，但是否可以延缓肾病发展到终末期肾病的进程还需要进一步证实。

药物减少蛋白尿的作用是预测其肾脏保护作用的主要指标。现有的证据越来越清楚地表明，无论是 ACEI 还是 ARB 的抗蛋白尿作用均具有剂量依赖性，而且发挥肾脏保护作用的剂量大于其降压剂量。与此同时，这种量效关系还存在着不同的个体差异。总体而言，对 ACEI 疗效不佳的患者通常对 ARB 反应也较差。

154 怎么才能控制好糖尿病和肾病？

若患者同时患有糖尿病和肾病，多数是糖尿病损害肾脏所致，即糖尿病肾病；少部分人是先有糖尿病，后又患有原发性肾炎或出现肾病综合征症状。糖尿病和肾病是危害人类健康的两大主要疾病。糖尿病肾病是糖尿病最严重的微血管并发症之一。由糖尿病肾病造成的肾衰竭比非糖尿病者高 17 倍，是糖尿病患者的主要死亡原因之一，其临床症状多在得病后 5 ～ 10 年才出现。

糖尿病肾病分为 5 期，第 I ～ II 期时化验检查可不出现异常，患者也无明显症状，仅少数患者有时血压偏高；从第 III 期开始，尿蛋白出现，开始仅有微量白蛋白（＜ 20μg/min），通常称这一时期为早期肾病，这时如果进行合理治疗，肾病有恢复的可能。病情再进一步发展，尿微量蛋白超过 200μg/min，就进入第Ⅳ期临床肾病，尿中呈现持续性蛋白尿，水肿，血压持续性升高。糖尿病肾病的第Ⅴ期称为终末肾病，因肾功能不全，血中肌酐和尿素氮开始升高，除了显著的高血压和水肿外，患者还出现贫血。如果血肌酐超过 707μmol/L，就被视为发生了尿毒症。糖尿病肾病一经确诊，已属不可逆时期，此时即使血糖在正常范围也不能减缓肾功能不全的进展，因此预防极为重要，主要防治措施如下。

（1）思想上重视，严格把血糖控制在理想范围。一旦确诊为糖尿病肾病，首选胰岛素治疗，口服降糖药可选用格列喹酮（糖适平）、阿卡波糖、格列奈类、DPP-4 抑制剂。如已进入尿毒症期，不能再用口服降糖药。注意由于肾糖阈发生变化，不能用测尿糖来观察病情。

（2）严格控制血压，控制血压对改善肾功能有帮助。血压最好控制在 130/80mmHg 以下，降压药可选用血管紧张素转化酶抑制剂（ACEI），如卡托普利、依那普利、贝那普利等，或钙通道阻滞剂，如氨氯地平、左旋氨氯地平（施慧达）、非洛地平等。

（3）严格限制蛋白质摄入，按每千克体重 0.6～0.8g 标准的低蛋白饮食，以摄入优质动物蛋白为主。食盐量控制在每日 5g 以下。水肿时盐限制更要严格，而且还要限饮水量。

（4）早期治疗。

此外，中医学对肾脏病治疗有丰富的经验，可用辨证施治，对糖尿病肾病治疗起到积极作用。但进入尿毒症期时也要慎用。

155 治疗糖尿病肾病需要用哪些药物？

糖尿病肾病是糖尿病的一种并发症，由糖尿病引起的终末期肾病在逐年增加。因其发生直接与糖尿病有关，因此严格控制糖尿病是治疗的基础。应该积极控制血糖，延缓肾病的发生。一旦出现肾病，应该积极控制促使肾病发展的危险因素，特别是在糖尿病肾病的早期，积极的药物治疗对延缓疾病的进展具有重要意义。到了终末期肾病阶段，出现肾小球广泛硬化、间质纤维化，药物治疗很难奏效。治疗糖尿病肾病的药物较复杂，应在专业医生的指导下服用。糖尿病肾病的药物治疗情况如下。

（1）血糖的控制：英国前瞻性糖尿病研究中，2型糖尿病患者经过12年的严格降血糖治疗，糖化血红蛋白（HbA1c）绝对值下降了0.9%，蛋白尿的发生率下降了34%。由此可见控制血糖对延缓糖尿病肾病发生至关重要，因此应该严格控制血糖，维持HbA1c在6.2%～7%。不过研究发现，即便严格控制血糖，仍有一些患者多年后还是会出现微量白蛋白尿。故单纯严格控制血糖还不足以完全控制肾病，应同时控制其他危险因素。

（2）血压的控制：单纯高血压也可引起肾脏损害，糖尿病患者如果并发高血压对肾脏的损害更明显，治疗高血压是控制1、2型糖尿病患者糖尿病肾病发展的重要措施。只要能够控制住血压，目前所应用的血管紧张素转化酶抑制剂（ACEI）、血管紧张素受体阻滞剂（ARB）、钙通道阻滞剂、β受体阻滞剂、利尿剂都可以用于糖尿病肾病的治疗。但由于不同药物的特性，应用时应根据具体情况选择。

糖尿病患者早期开始应用ACEI或ARB，对防止肾病的发生和延缓肾病的进展具有重要意义。此外，这类药物还有抑制肾脏基质纤维化，增加机体对胰岛素的敏感性，减少蛋白尿以及降低心脑血管疾病死亡率的作用，故可作为糖尿病肾病的首选用药。但ACEI有引起咳嗽的副作用。由于这两类药物具有减少肾小球滤过、升高肌酐和血钾的作用，会引起肾功能不全患者肌酐和血钾的进一步升高。故对糖尿病肾病伴肾功能不全的患者应用应该密切观察肌酐变化，防止高血钾的发生。

钙通道阻滞剂的降压特点是起效快，不受摄盐的影响，无咳嗽的副作用，对血脂代谢无不良影响。该药不适宜单独用于糖尿病肾病早期。有研究表明，非二氢吡啶类钙通道阻滞剂维拉帕米（异搏定）、硫氮䓬酮具有减少蛋白尿，保护肾功能的作用。而对二氢吡啶类钙通道阻滞剂如硝苯地平、氨氯地平、非洛地平等是否具有肾功能保护作用，意见还不一致。尽管钙通道阻滞剂没有直接的肾功能保护作用，但是不管是高血压肾病，还是高血压合并糖尿病肾病，都要求血压降得更低，而钙通道阻滞剂有良好的降压作用，尤其是与ACEI或ARB联合应用，可以起到良好的肾脏保护作用。但由于非二氢吡啶类钙通道阻滞剂可以加重房室传导阻滞，故如果与β受体阻滞剂（也可引起房室传导阻滞）合用时，应该选择二氢吡啶类钙通道阻滞剂。

β受体阻滞剂：一般认为该药有降低胰岛素敏感性和对血脂代谢的不良影响，从而影响血糖控制、掩盖低血糖反应。但β受体阻滞剂能够降低冠心病的死亡率，改善心力衰竭，对糖尿病并发心血管并发症者有益。近来研究表明β受体阻滞剂，特别是具有β_1受体选择性的β受体阻滞剂对糖尿病患者并没有严重影响血糖代谢的作用，并且对糖尿病肾病具有保护作用。故目前认为β受体阻滞剂仍是糖尿病肾病并发高血压患者的治疗药物。

利尿剂：该药物的特点是通过减少血容量降压，与ACEI、ARB类药有协同作用缓解肾小球的高滤过，虽也有影响糖、血脂代谢的不良反应，但临床上一般用小剂量，副作用较小，可以作为联合用药之一。

大规模临床试验表明，为了防止对肾脏的危害，2型糖尿病患者的血压应尽可能地降至130/80mmHg以下，对尿蛋白较多（＞1g/24h）的患者血压应该控制在125/75mmHg之内，要达到此目标，通常采用联合用药。常为ACEI和钙通道阻滞剂、利尿剂或β受体阻滞剂联合应用。

（3）蛋白尿的控制：因控制蛋白尿是延缓糖尿病肾病进展的重要措施之一，而ACEI和ARB是控制糖尿病肾病蛋白尿的主要药物。如前所属，两者联合使用效果更好。

美国糖尿病协会已将ACEI类药推荐为治疗1型糖尿病肾病的首选药，将ARB类药推荐为治疗2型糖尿病肾病的首选药。

（4）血脂的控制：目前尚缺乏临床研究的证据来证实调脂治疗对于糖尿病肾病影响的研究，但近来的一些研究表明，他汀类药物除具有降血脂的作用外，还具有保护肾脏的作用，因此对高血脂患者应该给予他汀类降脂药。

此外，中医中药在治疗糖尿病肾病方面也具有独特的作用，很多患者在采用上述药物控制不良的情况下采用中药治疗，取得了很好的疗效。

156 糖尿病周围神经病变的诊断标准是什么？

诊断标准：①明确的糖尿病病史。②诊断糖尿病时或之后出现的神经病变。③临床症状和体征与糖尿病周围神经病变的表现相符。④有临床症状（疼痛、麻木、感觉异常等）者，5项检查（踝反射、针刺痛觉、振动觉、压力觉、温度觉）中任意一项异常；无临床症状者，5项检查中任意2项异常。⑤排除其他病因引起的神经病变。

根据程度的不同，糖尿病周围神经病变还可进行如下诊断分层：①确诊。有糖尿病远端对称性多发性神经病变的症状或体征，同时存在神经传导功能异常。②临床诊断。有糖尿病远端对称性多发性神经病变的症状及1项体征为阳性，或无症状但有2项或2项以上体征为阳性。③疑似。有糖尿病远端对称性多发性神经病变的症状但无体征或无症状但有1项体征阳性；④亚临床。无症状或体征，仅存在神经传导功能异常。

157 糖尿病神经病变的特点如何？ 如何防治？

糖尿病神经病变的发病率与其病程密切相关，60% ～90%的患者经过神经功能详细检查，可发现不同程度的神经病变。在吸烟、年龄≥40岁及血糖控制不佳的糖尿病患者中糖尿病神经病变的发病率更高。糖尿病神经病变可发生于神经系统的任何部分，主要包括周围神经病变、脑神经病变、脊髓病变和婴儿神经病变等，其中以周围神经病变多见。主要表现为局部神经病变（单神经炎）、弥漫性多神经病变和糖尿病性自主神经病变。

严格控制血糖可以延缓本病的发生与进展，早期控制血糖，可以使运动神经传导速度减慢者恢复正常，但对感觉神经疗效较差。病因治疗包括纠正高血压、高血糖、血脂紊乱及其他治疗（主要是缓解症状、预防病变的进展与恶化）。另外，可给予下列治疗：①神经修复，常用药如甲钴胺、神经生长因子等；②抗氧化应激，常用药如硫辛酸等；③改善微循环，如前列腺素 E_1、贝前列腺素钠、胰激肽原酶、钙离子拮抗剂、山莨菪碱和前列腺素 E_2 脂质体；④改善代谢紊乱，如依帕司他等；⑤对症治疗，如止痛可用普瑞巴林、加巴喷丁、丙戊酸钠、利多卡因、曲马多、卡马西平、苯妥英钠、硝基安定等。胰岛素泵强化治疗：于2 周内多可缓解疼痛。降钙素皮下注射（100U/d）连续 2 周，1/3 的患者疼痛可完全消失。外涂辣椒素膏，开始时疼痛可稍加重，但 2~3 周后即可缓解。对于直立性低血压者，睡觉抬高床头，缓慢地变换姿势。下肢用弹力绷带加压包扎或穿弹力袜增加外周阻力以提高血压，严重者可口服泼尼松 5mg/d，并禁用外周血管扩张剂，降压药剂量调整以立位血压为准。

糖尿病神经病变的防治措施总结见下表。

糖尿病神经病变的防治措施

项目	措施
预防	良好控制血糖，纠正血脂异常，控制高血压 定期进行筛查及病情评价 加强足部护理
对因治疗	血糖控制 神经修复：常用药如甲钴胺等 抗氧化应激：α-硫辛酸等 改善微循环：常用药如前列腺素 E_1 等 改善代谢紊乱：如依帕司他等 其他：神经营养因子、肌醇、神经节苷脂和亚麻酸等神经营养治疗
对症治疗	治疗疼痛症状：抗惊厥药（普瑞巴林、丙戊酸钠等）、抗抑郁药物（度洛西汀、阿米替林等）、阿片类药物（曲马多、羟考酮等）

158 脂质代谢紊乱对糖尿病患者发生心血管疾病有什么影响？

脂质代谢紊乱在 2 型糖尿病患者中常见，约半数糖尿病患者伴有不同程度的血脂异常，主要表现在三酰甘油（TG）以及低密度脂蛋白胆固醇（LDL-C）升高、高密度脂蛋白胆固醇（HDL-C）降低。脂代谢紊乱可对血管内皮造成直接损害，慢性的血管炎症反应会促使冠状动脉粥样硬化斑块形成，进而发生心血管疾病，因此，脂代谢紊乱与 2 型糖尿病患者的心血管疾病的发生密切相关。

由于 2 型糖尿病患者的血脂异常不能单纯通过血糖控制得到纠正，而改善血脂异常对预防糖尿病人群发生大血管并发症特别是冠心病有显著作用，因此必须对合并血脂异常者进行积极的调脂治疗。

159 糖尿病血脂异常的特点是什么？

未经治疗的 1 型糖尿病患者常见三酰甘油（TG）升高、低密度脂蛋白胆固醇（LDL-C）升高、高密度脂蛋白胆固醇（HDL-C）下降，并伴有脂蛋白结构成分的异常。血脂异常将随着血糖的良好控制而得到改善甚至恢复正常。

2 型糖尿病患者也常合并脂质代谢异常，有资料显示 2 型糖尿病伴有高 TG 血症的发生率高于 40%。胰岛素抵抗在导致血浆游离脂肪酸增加中起关键作用，最终会形成致动脉粥样硬化血脂谱（即高 TG 血症、小而密 LDL-C 增加和 HDL-C 降低），具有心血管事件发生增加的危险，成为促进 2 型糖尿病死亡的最常见原因，故应积极地处理血脂异常。1 型糖尿病血脂谱为 LDL-C 中度升高、TG 显著增高、HDL-C 降低。主要与血糖水平有关，良好控制血糖是纠正 1 型糖尿病血脂异常的关键。2 型糖尿病存在致动脉粥样硬化血脂谱，因胰岛素抵抗是中心环节，故应控制血糖，改善胰岛素抵抗。

此外，糖尿病患者常合并糖尿病肾病，而合并肾病也是导致血脂紊乱的重要因素。临床研究表明，有微量白蛋白尿患者，其血浆 TG、LDL-C 水平较高，而 HDL-C 较低，并且血浆脂蛋白代谢紊乱情况随着肾病的发展和肾功能衰竭的恶化而加重。

160 糖尿病患者如何进行调脂治疗？

调脂治疗能显著降低糖尿病心血管疾病的发生。调脂的方法主要包括对生活方式的干预及调脂药物的应用。

生活方式的干预主要包括良好的饮食习惯，低脂、低热量、低盐、高纤维素，以及适度的身体运动。运动锻炼时间每天不少于 30 分钟，可使冠心病发生率降低约 50%。

他汀类药物能有效降低低密度脂蛋白胆固醇（LDL-C），是防治糖尿病心血管疾病的一线药物。2014 年《中国 2 型糖尿病防治指南》指出，糖尿病患者应将降低 LDL-C 作为调脂治疗的首要目标。对于下列糖尿病患者，无论基线血脂水平如何，应在生活方式干预的基础上使用他汀类药物：①有明确的心血管疾病，LDL-C 的控制目标是 < 1.8mmol/L。②无心血管疾病，但年龄超过 40 岁并有 1 个或多个心血管疾病危险因素者（早发性心血管疾病家族史、吸烟、高血压、血脂紊乱或蛋白尿），LDL-C 的控制目标是 < 2.6mmol/L。③LDL-C > 2.6mmol/L 或具有多个心血管疾病危险因素的低风险患者，LDL-C 控制目标 < 2.6mmol/L。对于使用最大耐受剂量他汀类药物仍未达标患者，将 LDL 从基线降低 30% ~ 40% 也可带来明显的心血管获益效果。他汀类药物不能达标者可加用依折麦布。

对于 2 型糖尿病患者的 TG 和 HDL-C 的控制目标，指南推荐为 TG < 1.7mmol/L，男性 HDL-C > 1.0mmol/L、女性 HDL-C > 1.3mmol/L。生活方式的改善，如增加运动量、戒烟酒，以及良好的血糖控制有助于 TG 达标。

如果 TG 水平明显升高（超过 5.6mmol/L），会增加胰腺炎的风险，应首先使用贝特类药物。他汀类和贝特类药物联合应用时，应加强随访和监测肌酶和肝酶，尤其是注意其对肝脏和骨骼肌的损伤，以确保药物使用的安全性。

161 糖尿病合并血脂异常的营养原则是什么？

目前对 2 型糖尿病患者的营养建议如下表。

营养素建议
脂肪和油类占饮食总热量的 20% ~ 30%
饱和脂肪酸占脂肪和油类 < 1/3
单不饱和脂肪酸和多不饱和脂肪酸 > 2/3
复合碳水化合物占饮食总热量的 50% ~ 60%
蛋白质占饮食总热量 ≤15%
达到和保持理想体重

此原则是对饮食调节的总体要求，实际应用要个体化，要根据患者的血脂情况以及对血糖和体重的控制目标采取针对性措施。对以高LDL-C和TC为主者，可通过减少饱和脂肪酸和胆固醇的摄入降低LDL-C和TC，减少饱和脂肪酸的热量部分主要由增加碳水化合物或单不饱和脂肪酸来补偿。使用植物固醇（2g/d）有助于进一步降低LDL-C和TC。

对以代谢综合征为主要表现的肥胖、高TG和HDL-C过低的2型糖尿病患者，主要是控制体重（控制总热量和增加运动量）和适当控制碳水化合物（碳水化合物占总热量的50%）。摄入过多的碳水化合物（超过总热量的60%）时常伴有HDL-C降低和TG升高。鼓励患者通过咨询营养师得到具体的饮食指导，要戒烟和减少饮酒，改变不良的生活方式。

162 常用的调脂药物有哪些？

（1）他汀类药物：他汀类药物主要降低低密度脂蛋白胆固醇（LDL-C）和总胆固醇（TC），并有一定程度地降低三酰甘油（TG）作用，但可能需要较高剂量。他汀类药物一般在晚饭后或睡前服用，多数人有较好的耐受性，其主要不良作用是肝酶升高和肌病，禁用于活动性和慢性肝病患者。目前临床上最强效的降胆固醇药物是他汀类，应用这类药物防治冠心病所产生的临床益处（冠心病死亡率和致残率减少）在很大程度上与其明显降低血浆胆固醇相关，另外还可能存在降脂以外的作用，如显著改善内皮功能，调节斑块稳定性，减少血栓危险等。

（2）胆汁酸结合树脂：主要用于降低LDL-C和TC，药物的主要副作用包括胃肠道症状以及减少某些同时服用药物的吸收。该药禁用于家族性异常 β - 脂蛋白血症，由于有升高TG的倾向，禁用于TG>4.5mmol/L的患者，TG>2.3mmol/L者为相对禁忌。

（3）烟酸和烟酸衍生物：烟酸可降低TG、LDL-C和载脂蛋白a [Lp（a）]，同时能升高低密度脂蛋白胆固醇（HDL-C），也可将小LDL转变成正常大小LDL。主要副作用是肝毒性、高尿酸血症以及血糖升高。一般认为2型糖尿病患者应避免使用大剂量烟酸（每天3g），可考虑用小剂量烟酸（每天 <2g），烟酸禁用于有慢性肝病和严重痛风患者。烟酸衍生物阿昔莫司副作用较轻，可用于 2 型糖尿病。

（4）纤维酸衍生物：即贝特类调脂药，主要为降低 TG 和升高 HDL-C，并有一定程度降低 LDL-C 的作用。该类药物具有较好的耐受性和安全性，主要副作用有胃肠道症状、胆石症、伴肌酸激酶升高的可逆性肌病，不适用于有严重肝肾损害的患者，对伴有肾功能损害的糖尿病患者要慎用或避免使用。

（5）胆固醇吸收抑制剂：依折麦布，作用于小肠细胞的刷状缘，抑制胆固醇吸收，常见副作用有头痛和恶心。

（6）其他调脂药物：ω - 3 脂肪酸［亚麻酸、二十碳五烯酸（EPA）、二十二碳六烯酸（DHA）］，较大剂量时可降低 TG，在治疗高 TG 血症时可作为一种选择。

163 糖尿病合并血脂异常时调脂治疗的原则是什么？

血脂异常的管理包括了饮食调节、运动、减轻体重、控制血糖和使用降脂药物等，其中饮食调节和运动是调脂治疗的基础，通过饮食调节和运动，可降低体重、TG，升高 HDL-C，并有轻度降低 LDL-C 的作用，无效时才考虑应用调脂药物。

（1）高 LDL-C 的治疗：美国糖尿病协会建议如果糖尿病患者合并有冠心病或大血管疾病，当 LDL-C≥2.6mmol/L 时，在饮食、运动等生活方式调整的同时开始药物治疗；如果不伴有冠心病或大血管疾病，LDL-C≥3.36mmol/L 时，开始饮食、运动以及药物治疗；当 LDL-C 在 2.6～3.36mmol/L 时，可先考虑饮食、运动治疗，在效果不满意时再加用药物治疗。控制血糖和调脂治疗应同时进行。药物治疗首选他汀类，次选胆汁酸结合树脂或非诺贝特（有较好的降低 LDL-C 作用，特别适合混合性高脂血症）。当 LDL-C 较高治疗未达标时，可考虑加大他汀类药物的剂量或联合用药，如他汀类药物与胆酸结合树脂合用等。

（2）高 TG 的治疗：首先改变生活方式、减轻体重、限制饮酒和严格控制血糖，对降低 TG 非常有效。在血糖已尽可能得到控制后，可考虑药物治疗，可选择 TG 在 2.3 ~ 4.5mmol/L 时开始药物治疗。首选纤维酸类药物，他汀类药物在治疗高 TG 伴高 LDL-C 时有一定疗效。

（3）混合性高脂血症（高 LDL-C 和高 TG）的治疗：在控制血糖的同时可考虑用他汀类药物，较高剂量的他汀类药物可有效降低 TG 水平。如 LDL-C 已达标，TG ≥ 2.3mmol/L 可考虑替换为纤维酸类或与他汀类合用，但这种合用会增加肌病的危险，应特别谨慎使用。在某些情况下，如 TG ≥ 5.6mmol/L 时，治疗目标首先是通过降低 TG 来防止急性胰腺炎（可首选贝特类），只有当 TG < 5.6mmol/L 时，才能将注意力集中在降低 LDL-C 上。

（4）低 HDL-C 血症的治疗：尽管减轻体重、运动、戒烟和控制血糖对提高 HDL-C 有效，但多数情况下需要药物治疗。烟酸类药物能有效升高 HDL-C，但应谨慎使用，此外还可选用纤维酸衍生物。

如开始治疗后未达目标，可能需要增加剂量、联合用药或换药，每 6 ~ 8 周随访一次，直到达到目标后减至每 4 ~ 6 个月复查一次或更长。

164 糖尿病患者的血脂异常治疗应包括哪几方面？

糖尿病患者的血脂异常治疗应包括如下几方面。

（1）饮食控制，适量运动，保持理想体重。流行病学研究发现高脂肪餐饮食与糖尿病患者血清中 LDL-C 水平密切相关，而且饱和脂肪酸的摄入与血清总胆固醇（TC）的水平亦呈正相关。美国糖尿病协会建议此类患者尤其是肥胖患者应该接受医学营养疗法和运动疗法。食物中的饱和脂肪酸比例应降低，并建议饮食中用单不饱和脂肪酸来代替饱和脂肪酸。美国心脏病学会认为有冠心病的糖尿病患者通过医学营养疗法最多能降低 LDL-C 达 0.39 ~ 0.65mmol/L。如果有冠心病高危因素的糖尿病患者血 LDL-C 水平超出正常范围较多，就应采取联合治疗。当三酰甘油（TG）达到 5.6mmol/L 时应严格限制脂肪餐和避免饮酒。

（2）控制血糖水平。高血糖对糖尿病患者发生血脂异常起到重要作用。有效控制血糖有利于改善糖尿病患者的血脂异常，而且多种降糖药物如格列齐特、格列吡嗪、二甲双胍、阿卡波糖等能直接调节 TC、

TG、HDL-C 及各种载脂蛋白的水平，从而有益于减少糖尿病患者发生冠心病的危险性。

有研究发现 LDL-C 升高 0.26mmol/L 即可使患冠心病的危险性增加 12%，HDL-C 降低 0.26mmol/L 亦使患冠心病的危险性增加 22%，这说明对糖尿病患者进行积极的调脂治疗是大有益处的。

成人糖尿病患者理想的 LDL-C、HDL-C、TG 水平分别为 LDL-C < 2.6mmol/L、HDL-C > 1.2mmol/L、TG < 1.5mmol/L。对无心血管病的糖尿病患者当 LDL-C > 2.6mmol/L 时应进行医学营养疗法，当 LDL-C > 3.4mmol/L 时再进行药物治疗。对于已有心血管病的糖尿病患者 LDL-C > 2.6mmol/L 时就应同时进行医学营养疗法和药物治疗。

他汀类药物已经过多个大规模临床试验验证是一种安全有效的调脂药物，故应作为首选，如果疗效不理想则可加用胆汁酸结合树脂，但该药有可能刺激 vLDL 合成而导致 TG 浓度升高。其次应着重升高 HDL-C 浓度，加强体育锻炼、减肥保持理想体重、改变不良生活方式如戒烟等对升高 HDL-C 浓度有重要意义。

尽管烟酸是最强的升高 HDL-C 的药物，但由于其与他汀类药物合用有增加肌溶解症的危险，而且会增加胰岛素抵抗导致高血糖，所以烟酸类药物只能在必要时使用。再次是降低 TG 浓度，良好的血糖控制将明显降低 TG，贝特类药物可减少 vLDL 生成，亦可增加脂蛋白脂酶活性，从而降低 TG。

由于糖尿病患者发生动脉粥样硬化的最密切危险因素是 LDL-C 水平，所以对于糖尿病血脂异常的治疗着重在于降低 LDL-C 浓度，故临床上应首选他汀类降脂药物。

165 伴或不伴心血管病的糖尿病患者降脂治疗有何差异？

糖尿病是冠心病的等危症，大多数糖尿病患者有相当高的心血管病发生风险，并且一旦发生心血管病，其预后很差。美国胆固醇教育计划成人治疗组的补充报告提出：①糖尿病伴心血管病患者是未来发生心血管病事件的很高危人群，从降低其绝对风险方面来看，这些人群可从他汀类药物治疗中获得巨大益处，其危险性越大，获益越大。故对于糖尿病合并心血管病患者应该强化降脂治疗，并将 LDL-C 水平降至很低水平（<1.81mmol/L），这是合理的选择。②糖尿病患者 10 年内发生心血管病事件的危险与没有糖尿病的心血管病患者相似，其 LDL-C 的目标值均为 <2.6mmol/L。此外，对于那些 LDL-C 基线 <2.6mmol/L、无心血管病的糖尿病患者，是否开始使用降低 LDL 药物治疗，必须结合临床考虑。

部分糖尿病患者由于年龄较轻或缺乏其他危险因素故归为中度高危，这部分患者 10 年内发生心血管病事件的危险在 10%～20%，当其 LDL-C≥3.36mmol/L 时，美国的指南提倡开始使用降低 LDL-C 的药物与饮食治疗同步进行。如果一个糖尿病患者被认为低危，当其 LDL-C 水平 <3.36mmol/L 时，可不使用降低 LDL-C 的药物治疗。施行最充分的生活方式调节，关于何时使用降低 LDL-C 的药物必须结合临床考虑。

166 血脂水平控制对 2 型糖尿病的预后有何意义？

血脂异常是 2 型糖尿病大血管病变（尤其是冠心病）的主要危险因素。英国前瞻性糖尿病研究发现，在 2 型糖尿病患者发生冠心病的危险因素中，血脂的危险作用强于血糖。而 2 型糖尿病患者的主要死因是大血管病变，所以血脂控制对于预防 2 型糖尿病大血管病变及糖尿病患者的预后都非常重要。糖耐量异常早期，高血压、肥胖、血脂异常的发生率很高。国外研究发现，40% 的糖耐量异常患者已经合并大血管疾病，因此应该高度关注并控制糖耐量异常患者的血脂水平。

167 糖尿病合并高血压的特点及其防治原则是什么？

糖尿病患者高血压的患病率是无糖尿病患者的 2 倍，并发肾脏损害时高血压患病率高达 70%～80%。糖尿病患者合并高血压以收缩压升高为主，脉压增大，相当多的患者表现为单纯收缩期高血压，并且对心血管系统有极强的危害性。高血压和糖尿病合并存在对心血管的危害有乘积效应，高血压可使糖尿病患者的心血管危险提高近 2 倍，因此二者并存的心血管危害的净效应是普通人群的 4～8 倍。同样，糖尿病也可使高血压人群的心血管风险增加 2 倍。因此，在量化估计预后的危险分层中，高血压（不管血压多高）一旦合并糖尿病就是高危患者，治疗的目标血压要求更低（≤130/80mmHg）。

高血压也是糖尿病特征性微血管病变的主要危险因素，其作用强度可能更甚于高血糖。英国前瞻性糖尿病研究的结果显示，降低血压可以减少微血管并发症风险 37%，而降低血糖只减少 25%。

对于糖尿病患者，在糖尿病筛查的同时测量血压，血压测量必须成为糖尿病日常门诊不可缺少的内容。如果门诊发现收缩压 ≥130mmHg 或（和）舒张压 ≥80mmHg，应改天进行重复测量，以证实血压是否升高。

对于高血压人群，应常规进行血糖或餐后血糖的检测。血压的测量和血糖的检测应当达到一定的频度，以及时发现两病合并存在的情况。

控制目标血压为：一般目标血压 ≤130/80mmHg；老年人应 ≤140/90mmHg；若 24 小时尿白蛋白 ≥1g，血压应 ≤125/75mmHg。非药物治疗是指对行为和生活方式的优化，应当成为糖尿病高血压治疗的基础和早期血压升高的干预措施。当血压处于 130～139/80～89mmHg 时，首先进行非药物干预，至多 3 个月，如无效则应开始药物治疗。非药物干预包括戒烟、减重、限酒、限制钠盐（每日 ≤6g）、优化饮食结构、加强体力活动和缓解心理压力。

药物治疗原则：首先给予小剂量单药治疗，如无效采取联合用药。联合用药可以减少单药加大剂量带来的副作用，利用协同作用增强疗效，相互之间抵消不良作用。首选药物是血管紧张素转化酶抑制剂（ACEI）或血管紧张素受体阻滞剂（ARB），其次是钙通道阻滞剂，有条件者尽量选用长效钙通道阻滞剂，尽量避免使用利尿剂与 β 受体阻滞剂，除非有其他适应证如冠心病和心力衰竭。

下表为常用降压药物的适应证、禁忌证及副作用。

常用降压药物的适应证、禁忌证及副作用

药物类型	适应证	禁忌证	副作用
利尿剂	心力衰竭 老年人 收缩期高血压	痛风	葡萄糖和血脂异常 阳痿 电解质紊乱
β受体 阻滞剂	心绞痛 心肌梗死后	哮喘或慢性阻塞性 肺疾病 心动过缓或传导 阻滞	血脂异常 外周血管供血不足
钙通道 阻滞剂	心绞痛 老年人 收缩期高血压 外周血管疾病	心脏传导阻滞 （维拉帕米或地尔 硫草） 心力衰竭	下肢水肿 重度心衰 （维拉帕米或地尔 硫草）
ACEI	心力衰竭 左心室功能不全 心肌梗死后 糖尿病肾病	妊娠 双侧肾动脉狭窄 高血钾	干咳 电解质紊乱
ARB	对 ACEI 有咳嗽反 应者余同 ACEI	同 ACEI	
α受体 阻滞剂	前列腺肥大 心力衰竭		直立性低血压

ACEI = 血管紧张素转化酶抑制剂；ARB = 血管紧张素受体阻滞剂

168　糖尿病合并高血压患者血压管理的策略如何？

　　中国糖尿病患者数已达到全球之首，合并高血压患者的比例非常高。59.8%的 2 型糖尿病患者合并高血压。老年糖尿病患者中，合并高血压的比例更高。但中国糖尿病合并高血压患者的管理现状极为严峻，药物治疗率不足80%。在此背景下，我们应如何对糖尿病合并高血压患者进行血压管理呢？

　　近年发布的欧美指南为管理糖尿病合并高血压患者指明了方向，各种指南均突出了多重危险因素管理理念，降压、降糖与心血管多重危险因素控制并重。另外，鉴于 20% ~ 60% 的高血压并糖尿病患者合并微量白蛋白尿，而微量白蛋白尿与患者的临床预后密切相关，故微量白蛋白尿对合并糖尿病高血压患者的影响也得到各国指南的重视。欧美指南及中国高血压指南均强调，要关注高血压患者的微量白蛋白尿，欧洲的指南更强调对所有高血压患者进行微量白蛋白尿检查。

169 高血压对糖尿病患者心血管疾病发病率有何影响？

2型糖尿病患者收缩压和脉压（即收缩压和舒张压之差）是衡量主要心血管事件风险最有效的两个决定性指标，舒张压次之。收缩压是预测心血管风险最简单、最有效的指标。收缩压的变异对大血管事件的影响是持续的，强化降压可以明显降低主要心血管事件的发生风险。

170 糖尿病患者应如何控制血压？

根据2013年版的《中国2型糖尿病防治指南》，糖尿病患者的血压控制目标定为＜140/80mmHg。

对糖尿病患者血压增高的干预方案应根据血压水平而定：当糖尿病患者血压水平超过120/80mmHg时，应开始生活方式干预以减低和预防高血压的发生。生活方式干预主要包括健康教育、合理饮食、限盐、规律运动、控制体重、戒烟、限酒、心理平衡等。血压超过140/80mmHg者可考虑在生活方式干预的基础上开始降压治疗。收缩压超过160mmHg时必须启动降压治疗。降压药物的选择应综合考虑疗效、心肾保护作用、安全性、依从性及对代谢的影响等因素。可供选择的药物有血管紧张素转化酶抑制剂（ACEI）、血管紧张素受体阻滞剂（ARB）、钙通道阻滞剂、利尿剂、β受体阻滞剂等，其中ACEI或ARB为首选药物。为达到降压目标，通常需多种药物联合应用，推荐以ACEI或ARB为基础，联合使用钙通道阻滞剂、小剂量噻嗪类利尿剂或小剂量选择性β受体阻滞剂。

171 糖尿病合并高血压的临床诊疗注意事项有哪些?

许多内分泌医生更加关注血糖的控制,而非血压的控制。然而,鉴于降压治疗能为糖尿病患者带来明确的益处,故临床医生要牢记"就糖尿病合并高血压患者而言,控制血压与控制血糖同等重要,甚至更重要"。到目前为止,降糖治疗的大血管获益尚缺乏非常充分的证据支持;但降压治疗对糖尿病患者的大血管获益已经非常明确。从此角度来看,内分泌医生一定要关注和重视糖尿病患者的血压管理。此外,需要注意的是,与单纯高血压相比,糖尿病合并高血压患者的血压控制会相对更难一些,故大多数患者需要进行联合降压。就联合治疗而言,ACEI 或 ARB 类药物与钙通道阻滞剂类药物联合相对较好。

172 高血压合并糖尿病患者的降压目标有何变化?

最新欧美指南普遍将高血压合并糖尿病患者的降压起始药物治疗时机延后至 140/80~90mmHg。而降压治疗目标,大部分最新欧美指南则将其放宽至 140/80~90mmHg。推荐"对于 18 岁以上合并糖尿病的患者,血压高于 140/90mmHg 时开始药物治疗"。这一推荐,一方面是因为目前缺乏在血压＜140/90mmHg 就进行干预的试验证据,另一方面则出于方便临床实践的考虑。

既往推荐的 130/80mmHg 的控制目标值只是有可能会给患者带来进一步益处,但尚缺乏扎实的循证医学证据支持。若未来能有证据证实将糖尿病合并高血压患者的血压目标值控制在 130/80mmHg 以下能为其带来进一步获益,糖尿病合并高血压患者的降压目标值还有可能会进一步调整。此外,需要指出的是,目前各国指南对上述目标值的推荐也不一样。

173 高血压合并糖尿病患者使用 ACEI 的效果是否更好?

血管紧张素转化酶抑制剂（ACEI）在高血压合并糖尿病患者中的

效果如何，相关的临床试验为我们给出了答案：一项试验比较了高血压合并糖尿病患者卡托普利（一种 ACEI）和常规治疗［利尿剂和（或）β 受体阻滞剂］的心血管疾病死亡率情况，结果发现两组降压效应相近，ACEI 组的总死亡率、心血管事件死亡率较低，而发生脑卒中事件较常规治疗组高。另一项试验则比较了依那普利（一种 ACEI）和钙通道阻滞剂尼索地平的降压疗效和靶器官保护作用。随访 5 年后发现，两组控制血压效应相似；在降低患者死亡率和心血管事件死亡率方面，依那普利组优于尼索地平组。

上述试验的结果显示 ACEI 类对高血压合并糖尿病者的效果优于其他降压药。

174 利尿剂在高血压合并糖尿病治疗中的效果和经济学意义如何？

利尿剂是目前高血压治疗中最常用且最廉价的降压药，有试验评价了利尿剂对合并糖尿病的收缩期高血压患者心血管危险因素的控制。结果表明，无论是否合并糖尿病，给予利尿剂的患者比给予安慰剂的患者所有的心血管危险事件（心脏性猝死、脑卒中、短暂性脑缺血发作、急性心肌梗死等）下降了 34%。研究提示，对于合并糖尿病的老年收缩期高血压患者，小剂量利尿剂是一个安全、有效的药物。需要强调的是利尿剂的剂量问题，大剂量时可致低钾、低镁、糖脂代谢紊乱、胰岛素抵抗加重。用药时宜采用小剂量，特别是与 ACEI 合用时具有加强效应，更应减少剂量。

尽管利尿剂的降压效果比钙通道阻滞剂稍差，但与 ACEI 相似或更好，所以仍然可以在治疗中获益，并且价格非常低廉，必要时仍然可以选择，尤其是与 ACEI 和 ARB 的联合使用。由于它的成本 - 效益比最好，所以具有非常良好的经济学效益。

175 β受体阻滞剂在高血压合并糖尿病治疗效果评价如何？

有些随机对照试验提示了β受体阻滞剂的有效性，但也有证据否认了其安全性。英国前瞻性糖尿病研究比较了对于合并糖尿病的高血压患者，卡托普利和β受体阻滞剂阿替洛尔防治大血管、微血管并发症的疗效。试验入选血压 >160/90mmHg 的 758 例患者，其中 400 名给予卡托普利 25～50mg，每日 2 次，另外 358 例给予阿替洛尔 50～100mg/d，随访 9 年。研究发现，两组患者血压均有下降且降压幅度基本一致；与糖尿病相关的终点事件，两组发生率相似，其中急性心脏事件的死亡率在两组间也无显著性差异。研究认为，两种药物对于控制血压、降低糖尿病相关大血管、微血管并发症同样有效。提示合并糖尿病的高血压患者并发症的防治，关键在于控制血压本身。而 ARIC 试验对β受体阻滞剂的安全性产生怀疑。该试验旨在评价降压药物是否引起糖尿病的危险。试验对 12 550 例 45～64 岁、在研究初期没有糖尿病的成年人给予 ACEI、β受体阻滞剂、钙通道阻滞剂和噻嗪类利尿剂。随访 6 年后发现，3804 名入选时有高血压的患者中有 569 人新出现糖尿病，8746 名纳入时没有高血压的成年人中有 577 人新发糖尿病，其中应用 ACEI、钙通道阻滞剂和噻嗪类利尿剂药物本身没有发现致糖尿病的危险；而β受体阻滞剂使用组比未使用组新发糖尿病的概率高出 28%，提示β受体阻滞剂有潜在致糖尿病的可能，其机制不很清楚，可能与下列因素有关：①引起脂代谢紊乱，升高三酰甘油、降低高密度脂蛋白胆固醇；②加重胰岛素抵抗；③β受体阻滞剂掩盖低血糖反应，使其表现隐匿，延误诊治。

但目前认为β受体阻滞剂对心脏有较多的保护作用，对合并有冠心病、心力衰竭、心肌梗死等的高血压患者净效益是良好的，尤其是合并心力衰竭时，除非有其他禁忌，否则必须使用β受体阻滞剂（阿替洛尔除外）。

176　ARB 在高血压合并糖尿病时的治疗效果如何？

ARB（例如替米沙坦）可以促进胰岛素敏感性的增强，进而改善糖代谢。有试验显示对减少新发糖尿病的效果 ARB 优于钙通道阻滞剂，但对于糖尿病合并肾病（有蛋白尿），最近一项研究认为 ARB 不能延长肾病者寿命。ARB 的降压效果不如钙通道阻滞剂和 ACEI，而糖尿病又要求血压下降更多，所以，ARB 往往要与其他降压药联合应用。

177　高血压合并糖尿病有什么特殊的治疗要求？

由于高血压合并糖尿病的危险极高，合理治疗临床获益更大，故对治疗的要求也有以下特殊性。

（1）不但常规的限钠摄入、改变膳食，限制碳水化合物、减轻体重、体育锻炼也具有积极的作用。

（2）药物选择首选血管紧张素转化酶抑制剂（ACEI）和血管紧张素受体阻滞剂（ARB），由于这两类药物可通过多种机制来影响胰岛素代谢，从而促进胰岛素敏感性增强，进而改善糖代谢。其次是钙离子拮抗剂，尤其是长效钙离子拮抗剂更好，尤其是与 ACEI、ARB 联合应用有重要意义，小剂量利尿剂、β 受体阻滞剂应结合临床情况必要时慎重使用。

（3）控制血压的目标要求更为严格，比其他高血压患者的血压降得更低，一般要求＜130/85mmHg（最新的欧美指南放宽至 140/80 ~ 90mmHg），但低于 110/75mmHg 后不再受益，还可能因种种原因而导致死亡增加。

178　老年糖尿病患者的诊治特点是什么？

对于老年人，应尽早发现糖尿病或糖调节受损状态，以便及早采取处理措施。非糖尿病的老年人易患动脉粥样硬化性疾病，而糖尿病患者其动脉粥样硬化性疾病更为严重，进展更迅速，常会掩盖糖尿病本身的临床表现。这些患者如果没有糖尿病病史，容易造成漏诊或误诊。因此，对于老年糖尿病患者应注意如下几点。

（1）需要反复、耐心地介绍糖尿病知识。老年人听力、记忆力和反应能力下降，部分老年患者文化知识水平比较低，造成一部分老年糖尿病病友掌握糖尿病防治知识和技能困难。

（2）更提倡平衡饮食及少量多餐的原则。既要避免热量摄取过多，又防止营养不良。

（3）适当锻炼。要选择适合于老年人身体特点的方式和总量坚持进行体育锻炼，以降低血糖、保持体重、增强体质。

（4）药物治疗要适度。要防止高血糖、高血压、血脂异常和高黏血症对身体的影响，但要特别小心低血糖对老年人的危害。应注意血糖控制"达标"要注意个体化，不能要求"统一"的数值。选择用药上统一考虑年龄、肝肾功能，不宜选用药效时间长的药物，警惕"未知觉性低血糖"。一些患者发生低血糖时，不一定出现交感神经兴奋的表现（例如出汗、心慌等），而可能由于神经系统的低反应性而直接发生昏迷。

（5）多查血糖，注意心、脑血管病变发生的可能。老年人有时肾糖阈增高，尿糖偏低，不能反映血糖水平，所以定期检查血糖是必要的。另外，老年人发生心、脑血管病变的概率较大，也应予以足够的重视。

179 糖尿病患者的血糖、血压、血脂控制在什么水平为宜？

糖尿病患者的血糖、血压、血脂控制水平以国际糖尿病联盟西太区的标准为基础制定，其项目包括血压、空腹血糖、餐后两小时血糖、糖化血红蛋白（HbA1c）、血压、三酰甘油（TG）、胆固醇、高密度脂蛋白胆固醇（HDL-C）和低密度脂蛋白胆固醇（LDL-C）。对不同的人群要求不同，如对年轻的、病情较轻的糖尿病患者，最好达到"好"或理想的标准；对年纪大的糖尿病患者，至少要做到"可"或者达标；对成人血脂则仍要求达到"好"的水平。具体见附表。

糖尿病患者的血糖、血压、血脂控制水平

项目	控制良好（mmol/L）	控制尚可（mmol/L）
空腹血糖	<6.1	<7.0
餐后 2 小时血糖	<8.0	<10.0
HbA1c	<6.5%	<7.5%
血压	<130/80mmHg	<140/90mmHg
TG	<1.5	<1.7
胆固醇	<4.5	
HDL-C	>1.2	
LDL-C	<2.6	

180 糖尿病合并冠心病的特点是什么？

冠心病是糖尿病的主要大血管合并症，资料表明，糖尿病并发冠心病者高达 72.3%，约 50% 的 2 型糖尿病患者在诊断时已有冠心病，而且糖尿病本身又会加速冠心病的发展。2001 年美国国家成人胆固醇教育计划第三次报告明确提出"糖尿病是冠心病等危症"。中华医学会糖尿病学分会 2001 年组织对京、津、沪、渝 4 城市 10 家医院住院糖尿病患者并发症患病率调查，合并各种心血管并发症者高达 93%，其中高血压占 41.8%，冠心病占 25.1%，脑血管病占 17.3%；约 80% 的糖尿病患者死于心血管并发症，其中 75% 死于冠心病，为非糖尿病患者的 2~4 倍。糖尿病患者无症状性心肌缺血明显高于非糖尿病患者，主要是心脏自主神经病变所致。因此从某种意义上讲对糖尿病的防治，自始至终就是尽可能地预防和延缓冠心病的发生，从而降低糖尿病冠心病的病死率。心肌急性缺血事件是糖尿病患者的主要死因。多项研究显示，糖尿病患者心肌梗死住院死亡率比非糖尿病患者高 1.5~2 倍。

对于糖尿病合并冠心病患者，必须强化控制空腹血糖、餐后血糖及糖化血红蛋白达到目标值。同时按冠心病的一般治疗，如硝酸甘油扩血管、抗血小板与抗凝治疗首选阿司匹林，阿司匹林过敏或胃肠道疾患不能耐受者可用氯吡格雷。糖尿病患者抗血小板治疗较非糖尿病患者降低死亡率较多，抗凝药物可选普通肝素、低分子肝素。他汀类调脂药、β 受体阻滞剂、ACEI 的应用均较非糖尿病患者得益更大。

糖尿病合并冠心病患者冠状动脉造影常表现为冠状动脉弥漫性病变，若2支病变包括前降支近端病变或3支病变宜选用冠状动脉搭桥术。若为轻微心绞痛、单支病变左室功能正常者也可药物治疗或做经皮冠状动脉血管成形术，但与非糖尿病患者相比，合并糖尿病的患者再狭窄率较高且长期预后较差。

181 冠心病合并高血糖患者血糖筛查方法及处理原则是什么？

（1）冠心病患者高血糖的筛查方法。稳定型冠心病患者：在所有的冠心病患者中，未诊断为糖尿病者，应常规行 OGTT 检测，即测空腹及口服葡萄糖后2小时静脉血浆血糖。如果无糖尿病症状，但2次发现空腹血糖超过 7.0mmol/L，即可诊断为糖尿病，不必做 OGTT 检测；如果有糖尿病症状，且1次空腹血糖超过 7.0mmol/L，则可以诊断为糖尿病，亦不需行 OGTT 检测；对于血糖正常者，应按《中国糖尿病防治指南》进行每年1次的常规血糖检查。急性冠状动脉综合征患者：入院1周后至出院前，未诊断糖尿病者，于病情稳定时进行 OGTT 检测；出院后3个月，于病情稳定时进行 OGTT 复查，重新评价糖代谢情况。

（2）急性冠状动脉综合征患者的高血糖处理。控制目标：空腹血糖接近 6.1mmol/L，餐后2小时必须小于 10mmol/L。检测方式：最初每3小时监测一次血糖，随病情稳定，可相应延长血糖监测的时间。静脉应用胰岛素控制血糖，应注意循序渐进，剂量个体化和血糖监测，避免低血糖发生，必要时请内分泌科医生会诊。

（3）稳定型冠心病患者的高血糖处理。控制目标：空腹血糖 5.0 ~ 7.2mmol/L，平均 5.6mmol/L，餐后2小时小于 10mmol/L。监测方式：糖尿病住院患者常规行血糖监测；对于糖耐量异常人群，心内科医生可选择生活方式干预，如为糖调节功能受损，可适当药物治疗以控制血糖；对于糖尿病患者，必要时可应用胰岛素治疗，心内科医生也可建议患者去内分泌科就诊。

182 糖尿病儿童在治疗中应注意哪些问题？

近年来，1 型糖尿病的患病率较以前有所增长，更为严重的是，2 型糖尿病在儿童时期也可发病。儿童糖尿病有许多不同于成人的特点，其治疗应注意以下几点。

（1）儿童糖尿病患者一般发病于 10 岁以后，但也可在出生后 2 个月发生。由于孩子小，对糖尿病的认识有一定困难，这就要求医生更加细致指导他们的糖尿病治疗。

（2）糖尿病儿童必须限制饮食，这对他们来说比较困难。应根据不同年龄的特点给予指导，提出要求。另外，少年儿童正是长身体的时候，在饮食治疗方面提倡用计划饮食来代替控制饮食。

（3）儿童运动量难以控制，在这方面也应给予指导，既不要不动，也不要运动过量，以免造成危害。

（4）近一半的儿童糖尿病是 1 型糖尿病。儿童糖尿病在药物治疗上的特点大多数是胰岛素分泌绝对不足，要做好长期注射胰岛素的准备。

（5）监测尿糖。糖尿病儿童虽也需要经常做血糖检查，因患儿血糖波动较大，他们的尿糖与血糖相符率较高，故可用监测尿糖的方法来观察病情的变化。青春期是 1 型糖尿病的好发年龄，也是血糖波动和胰岛素需要量较大的时期，故每千克体重对胰岛素的需要量较成人更大。

儿童 1 型糖尿病的治疗需要终生使用胰岛素。早在胰岛素发明并用于临床之前，儿童糖尿病患者预后较差，常在很小的时候就因糖尿病酮症酸中毒或者感染而死亡。胰岛素的应用使这类患儿的预后大大改善。但是，目前儿童糖尿病的处理仍有其复杂性，一方面类似成年人需要控制饮食，另一方面患儿正处于生长发育而需要大量营养的阶段。所以糖尿病儿童的生长发育是否会受到影响至关重要，故必须掌握好上述的 5 条原则。而儿童 2 型糖尿病多有营养过度的病史，在这些患儿身上，生长发育受到的影响不明显。

糖尿病的治疗目标之一就是使患者能够正常的生活和学习。要充分认识到，正常的学习和规律的生活对糖尿病的满意控制也是相当有利的。糖尿病儿童和青少年学习过程中要合理安排好他们的饮食治疗、运动治疗和药物治疗方案，使糖尿病控制得更好。

糖尿病是终生性疾病，随着患儿年龄的增长，必须逐渐掌握自己糖尿病的治疗和管理，使病情得到满意的控制。患儿在 7 ~ 8 岁开始，就应逐渐学会自测尿糖和尿酮体，然后再学习自测血糖。在医生的帮助下，逐渐了解自己为什么需要计划饮食，每天应该吃什么，该吃多少，逐渐培养他们在饮食方面的自我控制能力。此外，患儿还需要了解应该怎样参加体育运动，如何对待自己每天的饮食、运动、胰岛素用量、血糖和尿糖测定结果，对是否发生了低血糖或感染等问题进行正确判断等。以后患儿则应学会准确地抽取胰岛素和学习注射方法，掌握更多的糖尿病防治知识和技能。通过学习，使他们逐渐掌握这些技能，将使他们在生活中获得更大的自由度，使他们终身受益。

183 糖尿病对生育有什么影响？

糖尿病患者如果控制血糖良好，可以维持正常的生长发育，以及正常的学习和工作能力。但在有代谢紊乱、有糖尿病慢性并发症以及妊娠等情况下，如果处理不当，可引起严重的后果。一般而言，主要是生育上的问题。男性糖尿病患者的生育问题不大，问题主要发生在糖尿病妇女的生育上。女性糖尿病患者欲生育，必须遵照几个原则。

（1）不宜多生，因为每一次怀孕和分娩都会给糖尿病妇女带来巨大的精神压力和身体上的负担，而且有一定风险。

（2）如果糖尿病妇女欲生育，则迟生不如早生。因为随着病程的延长，各类并发症尤其是肾脏和眼科并发症就会加重，所以晚生的风险更大。

（3）要在血糖控制最满意之时怀孕。最好是在怀孕前改用胰岛素积极控制血糖。

（4）在整个怀孕期间都要密切观察病情。注意把血糖和血压控制在理想水平。

184 怎样对待妊娠糖尿病？

治疗妊娠糖尿病最重要的一条是早期诊断、及时治疗，建议每个孕妇都查血糖，以发现隐蔽的糖尿病。在糖尿病确诊之后，首先要考虑的是对妊娠的处理。糖尿病发病年龄小、病程长、并发症重的患者应建议其引产以终止妊娠，否则对大人、孩子都十分不利。可以继续妊娠的妇女在治疗中至少应该注意以下几个方面。

（1）学习糖尿病以及怀孕、生产方面的知识，以便应付不同的情况。

（2）适当放宽饮食控制。糖尿病妇女需要提供给胎儿营养，每天摄入的热量应该比非妊娠妇女更多，特别是富含蛋白质类的食品。

（3）要坚持适量运动。糖尿病孕妇也必须坚持锻炼，避免体重过度增加，这对顺利分娩有好处，注意运动的方式和总量要符合妊娠的特点。

（4）全部用胰岛素治疗。除了仅用饮食控制就能把糖尿病控制的病例外，一律使用胰岛素，原用口服降糖药的患者应一律停药，改用胰岛素治疗，以避免口服药可能造成的不良影响，如畸形、新生儿低血糖症及新生儿乳酸性酸中毒等。

（5）要用血糖为指标来观测病情控制。约1/3的孕妇尿糖阳性而血糖正常，更多的患者血糖并不太高而尿糖很高，容易误认为血糖很高而采取不必要的治疗措施，所以糖尿病孕妇应该采用血糖监测。

（6）定期到医院检查。糖尿病孕妇有糖尿病和妊娠两种情况，比单纯糖尿病或者单纯妊娠要复杂。随着孕期的进展，要逐渐增加就医的次数，增加产前检查的次数。注意对糖尿病孕妇及其胎儿的监测，同时做血糖、尿糖、尿常规、肾功能和腹部B超，并注意同时检查肝功能、血脂及眼科情况，以确定妊娠的周数、胎儿的健康程度、糖尿病及其并发症程度，选择适当的时机结束妊娠。

185 合并心血管疾病的糖尿病患者，应如何进行抗血小板治疗？

糖尿病人群心血管事件的发生率和死亡率高的原因在于动脉粥样硬化和血栓形成，其中血小板功能占有重要地位。因此，抗血小板治疗非常重要。常用的抗血小板治疗药物主要包括三类：水杨酸类（如阿司匹林）、P2Y12受体拮抗剂（如氯吡格雷、普拉格雷和替格瑞洛）和糖蛋白Ⅱb/Ⅲa受体拮抗剂（如阿昔单抗、依替巴肽、替罗非班等）。

有心血管病史的糖尿病患者应常现使用阿司匹林作为二级预防措施。

对于已有心血管疾病，而对阿司匹林过敏或不耐受的患者，推荐氯吡格雷作为替代治疗。发生急性冠状动脉综合征的糖尿病患者可使用阿司匹林联合氯吡格雷治疗1年。

此外，目前临床证据支持阿司匹林用于有心血管病变高风险的糖尿病人群，作为心血管病变的一级预防。

186 阿司匹林可以作为糖尿病患者的基础用药吗？

预防血栓是心脑血管事件防治的基石，因此，阿司匹林是糖尿病人群防治心脑血管事件的基本用药之一。2006年美国糖尿病协会指南进一步肯定了阿司匹林在糖尿病患者心脑血管事件防治中的重要地位。主要表现在以下三个方面。

（1）在2006年的指南中，美国糖尿病协会关于阿司匹林的一级预防推荐如下：①心血管事件危险增高的2型糖尿病患者，包括年龄大于40岁，或有下述之一危险因素者（心血管疾病家族史、高血压、吸烟、血脂异常或蛋白尿）。②心血管事件危险增高的1型糖尿病患者，包括年龄大于40岁，或有下述之一危险因素的患者（心血管疾病家族史、高血压、吸烟、血脂异常或蛋白尿）。均应长期服用阿司匹林每天100mg。

（2）关于阿司匹林的二级预防推荐如下：合并心肌梗死、血管旁路移植术、卒中或短暂性脑缺血发作、外周血管疾病、大动脉炎或心绞痛的糖尿病患者。

（3）阿司匹林的安全性。阿司匹林的主要风险在于胃肠道出血，并呈剂量依赖性。采用肠溶剂型显著降低胃肠道不良反应的发生率。阿司匹林导致胃肠道不良反应的主要机制是阿司匹林直接刺激胃黏膜并抑制胃肠黏膜细胞环氧化酶，从而影响胃酸及碳酸氢盐等的合成和分泌，导致胃黏膜易受损伤。对合并胃部基础病变的患者（如幽门螺杆菌携带者），其发生率较高。肠溶阿司匹林有一层耐酸的包衣，使阿司匹林主要在小肠碱性环境内崩解释放，从而降低胃部不良反应的发生。有学者对照研究肠溶剂型和普通剂型者胃黏膜的影响，结果显示服用普通剂型者胃黏膜损伤显著高于服用肠溶剂型者,后者胃肠不适主诉、病休率下降 60%～80%。因此美国的指南推荐长期服用阿司匹林时应该采用肠溶剂型。对于急性心肌梗死急性期或不稳定型冠心病心绞痛发作时的患者,首剂阿司匹林则推荐采用普通片剂,肠溶片则需要嚼服,以迅速产生抑制血小板作用。

综上所述,对于糖尿病患者心血管事件的一、二级预防,阿司匹林均具有大量的循证证据,并获得各国指南的一致推荐。2016 年美国糖尿病协会的新指南依据相关的荟萃分析仍然肯定了阿司匹林在动脉粥样硬化性心血管疾病一级预防中的地位。阿司匹林防治心脑血管事件的另一优势体现在其经济效益。国外研究显示,使用阿司匹林治疗避免 1 例心脑血管事件的综合费用仅为 3500 英镑,而使用降压药物、氯吡格雷或辛伐他汀达到同样效果其花费分别为 18 300、60 000 和 61 400 英镑。阿司匹林是人人都能负担得起的药物,中国作为一个发展中国家,应该让这一物美价廉的药物更好地服务于广大患者。

187 需要用阿司匹林预防动脉粥样硬化性心血管病吗?

关于不伴有动脉粥样硬化性心血管病的糖尿病患者是否需要应用小剂量阿司匹林进行一级预防,国内外指南尚存在争议。2016 年美国糖尿病协会给出了如下建议。

(1) 对于 10 年内罹患动脉粥样硬化性心血管病的风险 >10%(指年龄≥50 岁且伴有至少 1 项主要心血管危险因素,即早发心血管病家族史、高血压、吸烟、血脂异常或蛋白尿)且出血风险无增高的糖尿病患者,应考虑用阿司匹林(每天 75～162mg)治疗。

(2) 对于 10 年内罹患动脉粥样硬化性心血管病的风险 < 5% 的患者(年龄 < 50 岁且不伴有其他危险因素)不应给予阿司匹林治疗。

(3) 对于 10 年内罹患心血管病风险为 5%～10%(年龄 < 50 岁,且伴有多项危险因素)者需要根据患者具体情况确定是否予以阿司匹林治疗。具有动脉粥样硬化性心血管病病史,但不能耐受阿司匹林治疗者,可应用氯吡格雷替代。

188 女性糖尿病患者应用阿司匹林预防心血管病的适宜年龄是什么？

2015 年美国糖尿病协会指南指出，年龄 > 60 岁且伴有至少一项其他主要危险因素的女性糖尿病患者，其 10 年内罹患动脉粥样硬化性心血管疾病的风险 > 10%，建议考虑应用阿司匹林进行一级预防。而 2016 年美国糖尿病协会的指南则对男性和女性患者服用阿司匹林进行一级预防采用了相同的年龄界限，即均 ≥ 50 岁。之所以进行如此修改，主要是基于 2014 年以来所发表的多项临床研究或荟萃分析显示，女性糖尿病患者发生心血管事件的风险并不低于同龄男性，因此，新指南不再以性别区分应用阿司匹林治疗的年龄界限。

189 糖尿病合并脑血管病的特点是什么？

糖尿病合并脑血管病的特点：脑出血的患病率与非糖尿病人群相近，而脑梗死的患病率为非糖尿病人群的 4 倍。糖尿病是缺血性脑卒中的独立危险因素。与非糖尿病人群相比，糖尿病患者脑卒中的死亡率、病残率、复发率较高，病情恢复慢。在缺血性脑卒中病例中，伴有反应性高血糖的非糖尿病患者死亡率达 54% ~ 78%，糖尿病患者达 35% ~ 45%，不伴有反应性高血糖的非糖尿病患者死亡率最低，为 17% ~ 29%。应激性高血糖常伴发脑水肿可能是导致死亡率增高的原因之一。

糖尿病一旦合并脑卒中缺乏特效的治疗方法。糖尿病脑血管病严重损伤患者的健康，影响其生活质量，显著增加医疗经费的支出，对个人、家庭和社会都是很大的负担。主要是早期预防，首先必须尽可能保持血糖、血压、血脂等和血液流变学指标、脑血管阻力、胰岛素敏感度和各种血管内皮因子等均在正常范围。其次是严格科学地选用药物，不是所有能降低血糖、血压、血脂的药物都是特效药，更不能误认为贵药就是特效药。降压药的选择有些指南推荐血管紧张素转化酶抑制剂（ACEI），但也有研究显示单用 ACEI 与安慰剂对照并没有明显减少脑卒中复发，钙拮抗剂尽管减少脑卒中效果最好，但目前还缺乏预防脑卒中复发的循证医学证据。一些他汀类药物不仅可以降低胆固醇，而且也可以改善血流。而一些降低肾血流量和（或）影响心肌的药物如达嗪类药物、格列本脲、噻嗪类利尿药和促进乳酸形成的双胍类药物都应慎用。抗血小板治疗的阿司匹林对减少脑卒中和短暂性脑缺血发作和（或）复发有效且廉价，可作为一级和二级预防措施，也可作为一级预防措施用于大血管疾病危险的糖尿病患者。不适合使用阿司匹林的患者可服用氯吡格雷作为替代。其实最经济有效的预防措施莫过于调整生活方式：合理饮食、良好的运动习惯，保持理想体重，禁止大量饮酒，戒烟等。

190 什么是糖尿病足？

糖尿病足的基本病理机制是缺血、神经病变和感染，是由于下肢神经病变和血管病变以及局部受压损伤，使足部（踝关节或踝关节以下的部分）失去感觉，并出现畸形，以及因血管病变使足部缺血，局部组织失去活力，并发感染。少数出现严重的损伤、溃疡、坏疽及感染，最后需要截肢。糖尿病足的预防主要是注意足的保护，有效控制血糖、血压。治疗主要采用特殊的改变压力的矫形鞋子或足矫形器来达到改变患者足的局部压力。根据溃疡的深度、大小、合并感染情况来决定是否使用抗生素、扩血管药和活血化瘀的药物。经过适当的治疗可使绝大部分的糖尿病足溃疡愈合。

191 糖尿病足溃疡和坏疽的危险因素有哪些？如何防治？

糖尿病足溃疡和坏疽的原因主要是在神经病变和血管病变的基础上合并感染，主要危险因素有以下几方面：①既往有足溃疡史；②神经病变（足的麻木、感觉触觉或痛觉减退或消失）和（或）缺血性血管病变（运动引起的腓肠肌疼痛或足部发凉）的症状；③神经病变的征象（足部发热、皮肤不出汗、肌肉萎缩、鹰爪样趾、压力点的皮肤增厚、脉搏很好、血液充盈良好）和（或）周围血管病变的征象（足部发凉、皮肤发亮变薄、脉搏消失和皮下组织萎缩）；④糖尿病的其他慢性并发症（严重肾衰竭或肾移植、明显的视网膜病变）；⑤神经和（或）血管病变并不严重但有严重的足畸形；⑥其他的危险因素，如视力下降，影响了足功能的骨科问题如膝、髋或脊柱关节炎，鞋袜不合适等；⑦个人的因素，如社会经济条件差、老年或独自生活、拒绝治疗和护理等。

对于有上述因素的患者要加强随防，要针对性采取有效性防治措施，这些措施包括：训练专科医务人员、定期筛查、对高危患者的教育、提供适合的鞋子和去除胼胝、加强足部护理和保健。针对糖尿病足溃疡发病的危险人群，加强教育，及时提出防治措施，给予具体指导：如每天检查足，穿鞋以前要看看鞋内有否异物；买鞋前选好适合自己的鞋，鞋子要宽松，让脚有一定的空间；防止烫伤，洗脚前先用手试水温；不要光脚；定期看医生、定期检查；戒除不良的生活习惯如吸烟等。

192 糖尿病眼病的特点是什么？如何防治？

糖尿病患者的眼睛各部位均可出现糖尿病的损伤，糖尿病眼病主要表现为白内障和视网膜病变，还有虹膜睫状体炎、屈光不正、外眼肌麻痹、青光眼（血管新生性、出血性）和眼部感染等。但以糖尿病视网膜病变最为常见，患者表现为视力模糊，其患病率随病程而增加，5 年以下者约 28%，15 年以上者占 72.7%，是糖尿病患者失明的主要原因。因糖尿病视网膜病变早期患者常无症状，单眼患病时常常不易察觉，因此糖尿病确诊后应在眼科医生处定期随诊。无视网膜病变随诊间隔时间可定为 1 年，出现视网膜病变要缩短随诊间隔，治疗主要包括综合治疗如严格控制血糖、血压、血脂等与眼科专科治疗。

193 糖尿病胃肠病的特点是什么？如何防治？

约 3/4 的糖尿病患者会出现胃肠道病变，可发生在从食管至直肠的消化道的各个部位。临床特点如下：①吞咽困难和烧心感为常见的食管症状，与周围和自主神经病变使食管收缩发生改变有关，胃排空异常的患者中食管反流症状很常见。②恶心、呕吐，常伴随体重下降和早饱。③腹泻，发生率为 8%～22%。④便秘，可能是糖尿病胃肠病中最常见的表现，有糖尿病神经病变者 60% 存在便秘。通常是间歇性的，可以与腹泻交替出现。⑤慢性上腹痛，糖尿病并发胆囊结石或由于广泛性动脉硬化造成的肠缺血，可能是糖尿病患者上腹痛的原因。胸神经根病变引起的疼痛呈腰带样分布。

对于糖尿病胃肠症状，可通过控制血糖、酸中毒等代谢紊乱后，给予胃肠动力药，如红霉素、甲氧氯普胺、多潘立酮和莫沙必利治疗。对于糖尿病合并腹泻或大便失禁，如小肠细菌过度繁殖，可口服广谱抗生素；如胰酶缺乏，可长期补充胰酶；如大便失禁，可采用生物反馈技术重新训练直肠的感觉；如胆汁酸吸收不良，可用考来烯胺或洛哌丁胺。对于糖尿病性便秘，可给予增加膳食纤维的摄入、生物反馈技术、胃肠动力药和泻药等治疗。上述措施仍未能缓解者需使用甘油栓、开塞露或灌肠。

194 糖尿病骨关节病的特点是什么？如何防治？

糖尿病骨关节病指糖尿病并发的融骨性变化。研究表明，糖尿病会加速骨关节炎的发生。与正常人相比，糖尿病患者的大小骨关节病更常见、更严重。通常累及膝与踝关节，主要是由于神经病变所致；而有一些则是以感染为突出表现，有时易与骨髓炎相混淆，其特点如下。

（1）糖尿病骨关节病的发生率为 0.1%～0.4%，大多数患者属 1 型糖尿病，只有 10% 左右的患者为 2 型糖尿病。骨关节病更容易发生于长期口服降糖药而病情控制不好的患者。

（2）最受影响的关节依次为：跖趾关节（与脚趾相连的脚掌骨头叫跖骨，跖趾关节就是脚趾跟跖骨连接的地方）31.5%、跗跖关节（位于足的中部）27.4%、跗骨（21.8%）、踝关节（10.2%）、趾间关节（9.1%）。跖趾关节是最容易受到影响的，多关节同时受影响也较常见。有时双足同时发病，但是病情程度可不一致。

（3）糖尿病骨关节病的临床症状可能很轻微，而 X 线检查结果已很严重。因此，许多患者在出现严重的骨病症状后才到医院就诊。

（4）治疗取决于基础的致病因素。首选保守治疗，充分地控制糖尿病高血糖是治疗的前提，患者常常需要从口服降糖药改为胰岛素治疗。卧床休息和减轻足受到的压力也是基本治疗。如有炎症，需要做微生物培养和选用广谱抗生素。

对于有糖尿病骨关节病危险因素的患者要加强检查和预防性教育，并采取适当的防治措施。危险因素包括病程长，长期血糖控制差，有眼底病变、神经病变、肾脏病变等并发症，尤其是合并有足畸形如下肢或足肌肉萎缩、鹰爪样趾，压力点的皮肤增厚，足皮肤不出汗，有周围血管病变的体征如足发凉、皮肤发亮变薄、脉搏消失和皮下组织萎缩等。

由于糖尿病骨关节病变的直接原因，多半是由于已有神经病变的足受外伤所致，因此预防措施包括强调足部卫生、穿合适的鞋袜，如有骨关节畸形需要穿特制的鞋和（或）采用特殊的鞋垫，要谨慎地修除足底明显增厚的胼胝，力求平衡整个足部压力，避免局部受压过多。对于足部感觉缺失的患者要强调避免外伤如烫伤、刺伤等。尽可能地防止足部皮肤感染，例如，认真地处理糖尿病足部的皮肤大疱。

195 糖尿病勃起功能障碍的特点是什么？如何防治？

勃起功能障碍的定义为："获得和（或）维持足以达到满意性行为能力的丧失"。诊断主要根据近 6 个月内的勃起功能情况进行问卷，按国际勃起功能指数评价勃起功能。

问题	分数 0	1	2	3	4	5	得分
1. 对阴茎勃起信心多大？		很低	低	中等	高	很高	
2. 受到刺激勃起时，有多少次勃起硬度足以插入阴道？	无性活动	几乎没有或完全没有	少数	大约半数	多于半数	几乎总能或总能	
3. 插入阴道后，有多少次能维持阴茎勃起？	没有尝试性交	几乎没有或完全没有	少数几次	大约半数	多于半数	几乎总能或总能	
4. 性交时，维持阴茎勃起至完毕有多大困难？	没有尝试性交	非常困难	很困难	困难	有些困难	不困难	
5. 性交时，有多少次感到满足？	没有尝试性交	几乎没有或完全没	少数几次	大约半数	多于半数	几乎总能或总能	

总分 >21 分为正常，≤21 分诊断存在勃起功能障碍

由于勃起过程是副交感神经介导的海绵体动脉舒张充血反应的结果。糖尿病患者如果发生了自主神经病变，几乎 100% 发生勃起功能障碍。血管因素在勃起功能障碍的致病因素中占有非常重要的地位。髂内动脉或阴部内动脉的粥样斑块形成可使血流量减少，海绵体内小动脉和窦状隙内皮细胞的结构或功能破坏，产生血管活性物质减少以及静脉系统发生倒流都会影响勃起功能。血糖控制不良和（或）糖尿病慢性合并症引起的体能下降或组织器官的功能障碍可引起性欲减退和勃起功能障碍。还有抑郁、焦虑和糖尿病本身、年龄和（或）某些药物可导致睾丸功能减退和勃起功能障碍。此外，不良生活习惯（烟、酒、毒品）、某些药物（降压药、抗抑郁药、抗精神病药、洋地黄和西咪替丁等）和脊髓损伤等都是诱发勃起功能障碍的致病因素。

糖尿病勃起功能障碍基本上是器质性病变引起，但是常常伴有心理障碍，必要时给予心理治疗。对于血清睾酮水平降低的糖尿病勃起功能障碍患者，可以考虑雄激素睾酮补充治疗。口服药物治疗，如西地那非，该药可增强一氧化氮的松弛平滑肌作用，注意凡是服用亚硝酸酯类药物的患者，禁用西地那非。其他药物包括曲唑酮、阿扑吗啡。局部用药可用前列腺素 E_1 滴入尿道口内。还可以在海绵体内注射血管活性药物，将前列腺素 E_1、罂粟碱和（或）酚妥拉明注入一侧海绵体内可使海绵体充血膨胀，联合用药可提高疗效。还可应用真空负压装置治疗，将形状类似注射器的套筒套在阴茎根部，利用负压将血液吸引到海绵体中，然后用橡皮环套住阴茎根部，阻止血液回流而维持勃起。当其他治疗方法失效时，阴茎假体植入是最后的有效手段。

预防主要包括保持乐观和积极的心理状态，戒烟和戒酒，拒绝毒品，控制高血糖，预防和控制高血压和血脂异常，监测动脉粥样硬化和糖尿病自主神经病变的发生和发展，不滥用药物。出现前列腺素 E_1 迹象时，应尽早到正规医院检查和咨询。

196 糖尿病合并肺结核的特点是什么？

糖尿病未经控制或控制不满意者容易发生结核菌感染，尤其是肺结核较为多见，青少年并发肺结核者少见，中老年并发肺结核者多见。糖尿病患者并发肺结核的机会较正常人高 3～5 倍，国内糖尿病并发肺结核的患病率为 19.3%～24.1%。

糖尿病并发肺结核多先有体重下降，血糖出现波动，有发热、盗汗、食欲不振，急性起病者可类似肺炎。呼吸系统的症状有咳嗽、咳痰、咯血、胸痛等。糖尿病并发肺结核者咯血较多见，可大量咯血，甚至窒息致死。

血常规检查多无明显改变，血沉多增快，痰结核菌阳性者多，痰中排菌率高达 66.5%～99.2%，高于单独肺结核病患者。胸部 X 线检查对检出肺结核有重要价值。

197 什么是糖尿病的低血糖症？

对非糖尿病患者来说，低血糖症的诊断标准为血糖 < 2.8mmol/L，而接受药物治疗的糖尿病患者只要血糖 < 3.9mmol/L 就属低血糖范畴。糖尿病患者血糖过低产生相应的症状称为糖尿病低血糖症。正常人的血糖通过肝脏、神经和内分泌系统的调节，维持在一个相当窄的范围内，其低限一般不应低于 3.3mmol/L，当血糖值低于 2.8mmol/L 时，患者就会出现低血糖反应，如饥饿、心慌、大汗淋漓、手抖、视物模糊、疲乏无力、面色苍白等。对于糖尿病患者来说，血糖低于 3.9mmol/L 时，就可能发生糖尿病低血糖。如果血糖更低，或者低血糖持续的时间更长，患者就会出现头痛、头晕、定向力下降、吐词不清、精神失常、精神和意识障碍。严重者可出现昏睡，甚至昏迷而危及生命。部分患者在多次低血糖症发作后会出现未知觉性低血糖症，患者无心慌、出汗、视物模糊、饥饿、无力等先兆，直接进入昏迷状态，血糖常 ≤2.8mmol/L。

临床常见的糖尿病低血糖有以下两类：一是反应性低血糖，少数 2 型糖尿病患者在患病初期由于餐后胰岛素分泌高峰延迟，可出现反应性低血糖，大多发生在餐后 4～5 小时，尤其是以单纯进食碳水化合物为主的患者；二是药物性低血糖，主要见于胰岛素和口服磺脲类降糖药治疗的患者。

对于糖尿病患者来说，产生低血糖症的主要原因是没有调整好饮食、运动和药物治疗这三个要点，如进食量不够，饮食不规律，运动量过大，或者药物使用不合理，运动量增加时没有及时调整饮食和药物等。如格列苯脲或者含有格列苯脲的消渴丸，降糖作用都比较强，滥用这些药物可能是目前造成低血糖的主要原因之一；另外，伴有糖尿病肾病时选药及使用药剂量要慎重，以避免发生低血糖。

198 如何应对糖尿病的低血糖症？

糖尿病患者的低血糖症要及时发现，立即治疗，尽快纠正低血糖状态。糖尿病患者终身都需要控制饮食，但此时应立即给予葡萄糖，可以食用任何可使患者迅速纠正低血糖状态的食品，甚至是糖果以及白糖或者葡萄糖粉；如无葡萄糖，可予口服甜果汁、糖水，观察直到患者意识恢复。对于严重者，特别是已经或者即将发生低血糖昏迷者应立即送医院抢救，可静脉注射葡萄糖，也可用胰升糖素进行皮下、肌内或静脉注射。

为应对可能出现的低血糖反应，糖尿病患者外出时最好还带些食品或糖果，佩带糖尿病卡片，告诉发现自己患病的目击者，自己目前很可能是低血糖或低血糖昏迷，请赶快将食品或糖果放在自己口中，最好及时与医院联系。这些措施对处理糖尿病患者的低血糖症是十分重要的。少食多餐对糖尿病患者的低血糖也很有帮助，这样做可减轻饮食对胰岛素的刺激作用，在发生低血糖前就已补充了食物，避免低血糖发生。

长效磺脲类药物（如格列本脲）导致的低血糖症往往持久，给予葡萄糖后，患者意识恢复后有可能再次陷入昏迷，需连续观察 3 天，以保证患者完全脱离危险期。

低血糖的预防关键是让正在使用促胰岛素分泌剂或使用胰岛素治疗的糖尿病患者及家属了解发生低血糖症的可能性，并且熟悉低血糖的症状以及自我处理低血糖症的方法。对老年患者血糖不宜控制太严，空腹血糖不超过 7.8mmol/L，餐后血糖不超过 11.1mmol/L 即可。病情重者，难以预料餐前胰岛素用量时，可以先吃饭，然后再注射胰岛素。对初用降糖药或胰岛素时要从小剂量开始，然后根据血糖水平逐步调整药物剂量。

1 型糖尿病强化治疗时容易发生低血糖。为了防止低血糖，患者要在每餐前、餐后测定血糖，空腹血糖控制在 4.4～6.7mmol/L 为宜，餐后血糖＜10mmol/L，晚睡前血糖5.6～7.8mmol/L，凌晨3时血糖不低于4mmol/L。

199 控制6大危险因素对于糖尿病患者的益处如何？

英国学者的研究显示，全面控制好2型糖尿病患者的6大主要危险因素，包括不吸烟，非高密度脂蛋白胆固醇（HDL-C）＜3.36mmol/L，三酰甘油（TG）＜1.7mmol/L，血压（收缩压＜130mmHg、舒张压＜80mmHg）及糖化血红蛋白（HbA1c）＜7％，可显著改善患者结局。

与上述6种危险因素均得到控制的患者相比，2种或更少危险因素得到控制患者的死亡风险倍增，心肌梗死或卒中风险增加70％。

此外，分析还显示，在有5种危险因素得到控制时获益已趋向平稳，而6种危险因素均得到控制时风险略有增加，进一步分析表明，这与过度降低收缩压（而非HbA1c）有关。

200 2016年美国糖尿病协会的糖尿病诊疗标准有哪些主要内容？

美国糖尿病协会新颁布的2016年糖尿病诊疗标准中新推荐的主要内容如下：①将女性进行阿司匹林治疗的推荐年龄由原来的60岁以上改为≥50岁；②推荐合并多种危险因素的50岁以下糖尿病患者接受抗血小板治疗；③推荐特定糖尿病患者在中等强度他汀类药物治疗基础上加用依折麦布（一种胆固醇吸收抑制剂）；④推荐针对存在粮食不安全、艾滋病病毒感染、精神疾病以及社会经济状态较差等弱势群体的糖尿病患者进行个体化治疗，并鼓励应用手机软件（App）、短信等新技术促进糖尿病高危人群改变生活方式。

第七章

糖尿病的健康教育

- 加强糖尿病健康教育的意义：目前的医疗水平，还达不到彻底治愈糖尿病的目的。但是，不能根治不等于治疗效果不好或不能治疗，糖尿病通过积极的治疗，把血糖控制在正常范围内，就能明确预防并发症的发生。

- 控制饮食、坚持运动等都需要患者主动地参与和配合，主要是由患者自己掌控。所以必须对患者进行教育，使其充分认识和了解糖尿病知识及各种治疗的意义，对于血糖和相关危险因素的良好控制、减少各种并发症等具有重要的临床意义。

- 糖尿病健康教育的内容：主要介绍糖尿病的基础知识、饮食控制、运动锻炼、降糖药物的使用、低血糖的预防与处理及尿糖和血糖的自我监测等。

- 糖尿病患者看病时应注意以下几点：①切忌病急乱投医；②避免饮食上的错误行为，如长期不吃主食或过度的吃喝；③纠正思想上的错误，如糖尿病症状不明显，放松警惕，常年不看医生，不愿接受复诊、治疗；④尽量到糖尿病专科进行就诊。

201 糖尿病可以治愈吗？

目前的医疗水平，还达不到彻底治愈糖尿病的目的。但是，不能根治不等于治疗效果不好或不能治疗，糖尿病通过积极的治疗，把血糖控制在正常范围内，就能明确预防并发症的发生。从这个角度来讲，糖尿病患者虽不能彻底被治愈，但80%~90%的糖尿病患者可以达到正常的生活，寿命可以明显延长。这些患者通过良好的饮食控制、运动及配合其他治疗，可以显著减少糖尿病并发症的发生。

只要及时有效地治疗糖尿病，就可能不会影响正常生活。所以我们应该理智地对待糖尿病，不能简单说能治愈或者是不能治愈，只要接受合理的治疗，良好的控制血糖，就能够享受健康的生活和延长寿命。

需要注意的是，不少所谓的祖传秘方或偏方自称可以根治糖尿病，这是没有科学根据的。糖尿病患者切记不要道听途说，放弃正规治疗，使病情加重，导致不必要的严重后果。

202 生活方式干预对糖尿病防治的显著优势是什么？

许多研究资料显示，对糖尿病高危人群〔糖耐量受损和（或）空腹血糖受损〕给予各种生活干预，可明显延迟发病甚至预防发病，如果用药物二甲双胍、阿卡波糖、奥利司他（一种减肥药物）及罗格列酮等，尽管可不同程度地降低发病率，但这些药物在部分患者中可引起不同程度的不良反应。试验表明，生活方式的干预可以使糖尿病发病减少58%，口服二甲双胍、阿卡波糖也有一定的效果，但比生活方式干预略差，而且存在不良反应和经济负担。生活方式的干预还可以降低心血管疾病的风险和总死亡率。

所以，生活方式的干预不但没有不良反应，效果肯定，而且还可以同时干预高血压、血脂异常和肥胖等，并具有良好的经济学效益。生活方式的干预不仅可以预防和延迟糖尿病的发病，对糖尿病的二级、三级预防同样具有重要的意义。

203 糖尿病患者怎样进行自我管理？

糖尿病患者自我管理应注意以下几点：首先，到正规的医院，找糖尿病专科的医生就诊。第二，要学会管理自己，如记糖尿病的日记，很简单，记一下自己一天三餐吃了什么，活动了多少。自测血糖结果，注意血糖与生活和饮食的关系，有条件买一台血糖测定仪自测血糖。第三，了解自己所用的药物及其特点和不良反应。第四，定期到医院复诊，千万不要等到出现问题时再去看医生。正常情况下，一个月去复诊一次。第五，糖尿病的治疗要强调科学、合理和经济，未必追求新药、贵药，只有最适合的药，没有最好的药。最新的药未必是最好的药。第六，不要盲目听信一些祖传秘方或者保健品的特殊功效，避免上当受骗。

糖尿病自我管理的最终目的是避免并发症，因为并发症是直接造成残疾或死亡的原因，也是治疗的主要目的。

204 在糖尿病自我管理中如何节约基本成本？

糖尿病管理的基本成本核算要点就是：所有糖尿病患者应该做个聪明的糖尿病患者，学会自我管理的知识，掌握糖尿病的一些常识，找个可靠的医生，给患者提供信息指导。自己对病情有正确的评估，然后学会掌握血糖升高、降低的表现和处理办法，主要危险因素的检测，如病情稳定后每月查一次手指的血糖，半年左右测一次血脂，1~2个月测一次血压，每个月咨询医生一次，争取做一个理性的患者。这样不仅可以省很多钱和时间，而且可以多掌握一些相关的健康知识，既有利于健康，又节省成本，这样的患者就是聪明的患者。

205 糖尿病患者如何进行自我监测？

糖尿病患者进行自我监测包括以下几点。

（1）糖尿病患者在家中采用便携式的血糖仪进行血糖自我监测，

对改善治疗的安全性和质量是非常必要的，也是防治低血糖的重要措施。用胰岛素治疗的患者和怀孕期的糖尿病患者必须自测血糖，用口服降糖药的患者也最好能自测血糖。

（2）糖化血红蛋白（HbA1c）检测不但是糖尿病诊断的重要依据，也是评价血糖控制方案的金标准。血糖控制未达标或治疗方案调整后，糖尿病患者应每3个月检查一次 HbA1c，血糖控制达标后，每年至少检查2次 HbA1c。

（3）血糖监测是糖尿病管理的重要组成部分。主要监测控制饮食、运动和药物治疗的效果，监测频率取决于治疗方法、病情和个人的经济条件。血糖监测的时间包括餐前、餐后2小时和出现低血糖症状时。

（4）尿糖检测不如血糖检测灵敏、可靠，但经济、方便，结果可供参考，而肾糖阈高、尿糖阴性者不适合检测。

此外，血糖自我监测应注意如下事项。

注射胰岛素或使用促胰岛素分泌剂的患者，应根据血糖的稳定情况，每日监测血糖1~4次。尤其是1型糖尿病患者，更应密切监测血糖，每日至少监测2~4次。并发其他疾病时或剧烈运动之前应增加监测次数，病情较重或血糖>20mmol/L 时，应同时测定血酮或尿酮体等项目。

检测时间为每餐前、餐后2小时和睡前，如有空腹高血糖，应监测夜间的血糖。

血糖控制良好或稳定的患者应每周监测1天或2天，监测的次数也可更少。

血糖控制差或不稳定的患者或患有其他急性病者，应每日监测1~4次，直到血糖得到控制。

血浆葡萄糖水平比全血葡萄糖水平高10%~15%，在解释血糖水平时，应注意所采用的仪器检测的是血浆葡萄糖还是全血葡萄糖。

尿糖的自我监测是血糖自我监测不能实行时的替代方法，尿糖的控制目标是阴性。

206 为什么必须加强对糖尿病的健康教育？

由于糖尿病是一种慢性终生性疾病，需要坚持长期治疗。它的发生、发展与日常生活密切相关，尤其是控制饮食、坚持运动等都需要患者主动地参与和配合。所以必须对患者进行糖尿病教育，让患者充分认识和了解糖尿病的知识及各种治疗的意义，熟悉和掌握有关的治疗技术，血糖和相关危险因素的良好控制、减少各种并发症等，都具有重要的临床意义。美国一项临床试验证明，良好的糖尿病控制可以减少和延缓糖尿病并发症的发生和发展，同时也证明，做好糖尿病的健康教育，取得患者的主动合作是病情良好控制的前提，也是提高和巩固疗效的关键。瑞士的 Assal 教授认为，糖尿病及其并发症的高质量治疗取决于对糖尿病患者的教育。

加强对糖尿病的健康教育具有重要的经济学效益。全世界用于糖尿病方面的经费快速递增，仅占美国总人口 4.5% 的糖尿病患者就耗费了全国卫生资源的 14.3% 。通过健康教育，不但可以减少糖尿病的发生，还可提高糖尿病患者的血糖控制率，避免各种危险因素的影响，减缓各种并发症的发生和发展。由此，可以减少患者个人和社会的经济负担。有学者通过对初诊 1 型糖尿病者的健康教育，明显提高了患者不住院的比例，还可使平均住院日缩短、再入院率降低。还有学者观察到，通过健康教育，患者的血糖控制更好，同时降糖药物用量亦减少，不但疗效提高，还减低了糖尿病的直接治疗费用。

207 怎样进行糖尿病的健康教育？

糖尿病健康教育的内容主要是介绍糖尿病的基础知识、饮食控制、运动锻炼、降糖药物的使用、低血糖的预防与处理以及尿糖和血糖的自我监测等。健康教育的方式主要是针对普通人群的大众化宣传，形式主要是通过新闻媒体等。针对的对象是糖尿病重点人群、糖尿病患者以及他们的家属和陪护人员，还有相关的糖尿病高危人群等。

糖尿病的学习包括理论知识学习、行为指导、行为调整和健康咨询等，也可个别指导，如面对面的指导和动作示范、电话交谈、家庭访问等。

糖尿病的科普读物和多媒体讲解，也是一种重要的健康教育形式。不同的教育方法效果不尽相同，要注重理论知识的教育和实际操作技能相结合的方案。但要警惕一些商家片面的、为了达到推销保健食品或药品目的的虚假宣传。

总之，糖尿病患者的健康教育有利于糖尿病的控制和管理，是公认的糖尿病临床综合处理中不可缺少的重要组成部分。

208　怎样对待糖尿病的食品、保健品和药品广告？

现在有一些宣传媒介刊登一些所谓能够根治糖尿病的药品、保健品广告。其实，目前世界上还没有一种药物能够真正根治糖尿病，但是，现实生活中确实有些糖尿病患者治疗一段时间后，血糖在相当长的时间内可以稳定在正常范围。这有两种可能，首先是诊断是否确切，对于一次血糖升高就确诊为糖尿病的，很可能是检验的误差或某些原因所致的一过性血糖升高，不是真正的糖尿病。二是一些轻度糖尿病通过饮食控制、运动本就可以把血糖降到正常。

保健品、食品不能等同于药品。保健食品主要是一些不含药物成分的粗纤维食品，这些食品可能使血糖上升慢一些，这样对一部分胰岛功能减退的患者，仍可以分泌相对足够的胰岛素来应付缓慢上升的血糖。所以，对少数患者来说，能够帮助他们稳定血糖，但不能降低血糖。另外，目前对保健品的管理还不到位，保健品和糖尿病食品鱼龙混杂，有些保健品实际上添加了一些治疗糖尿病的药物，这种保健品和食品对消费者不利，甚至有害。因为患者不知道里面含有什么降糖药，含量是多少，所以，容易出现低血糖反应或其他不良反应。既影响血糖的控制，又影响药物的治疗。类似这样的保健品不但无益，反而有害。

209　糖尿病患者该如何看病？

糖尿病患者看病时应注意以下几点。

（1）切忌病急乱投医，部分患者对糖尿病治疗的长期性及复杂性认识不足，加上对并发症的恐惧心理，容易病急乱投医。他们患上糖尿病以后不是去正规医院找有经验的糖尿病医生诊治，而是热衷于寻找各种偏方、秘方。既浪费了金钱，又不利于病情的控制，造成部分患者病情加重，甚至导致不必要的严重后果。

（2）饮食上的错误行为，如长期不吃主食或过度的吃喝。有的患者滥用降糖食品，担心药物的不良作用而不愿意接受药物治疗，轻信那些夸大其词的降糖产品广告，过高估计降糖食品的作用等。

（3）思想上的错误，一些初期糖尿病患者开始时还能常去医院检查，担心病情恶化。久而久之，感觉糖尿病不明显、能吃能睡，放松警惕，常年不去看医生，不愿接受复诊、体检及药物治疗。相反，有些患者则悲观绝望。

必须重视的是要到糖尿病专科进行就诊。糖尿病专科医生会根据每个人的具体情况给出具体治疗方案，包括饮食治疗、运动疗法及口服药或胰岛素治疗等。饮食治疗是所有糖尿病患者的基础治疗，饮食要固定，定时、定量、定性，这样有利于将血糖控制在最佳水平。另外糖尿病患者需随时随身携带糖果，以预防低血糖的发生。

选择口服药还是胰岛素治疗，医生通常会根据患者的血糖情况、并发症等多种因素综合考虑。大多数患者有一个片面的观点就是认为对胰岛素会形成依赖性，这是完全错误的。胰岛素的治疗对于 1 型糖尿病患者来说是必需的，对于 2 型糖尿病患者来说，选用口服药和胰岛素治疗目的相似，就是把血糖降下来，不存在所谓的依赖性。

糖尿病患者就诊时，一定要把糖尿病病史告知医生，以便医生及时了解其急慢性并发症。此外每位患者都应有病情自我监测日记，内容包括测血糖及尿糖的日期、时间、结果；注射胰岛素或服用口服降糖药的时间和种类、剂量；任何影响血糖的因素，如食物种类及数量、运动量、睡眠情况、生病情况等；低血糖症状出现的时间，与药物、进食、运动的关系，症状的体验等。建议糖尿病患者每 2~3 个月定期复查糖化血红蛋白，了解糖尿病病情控制程度，以便及时调整治疗方案。每年 1~2 次全面复查，并着重了解血脂水平，心、肾、神经功能和眼底情况，以便尽早发现大血管、微血管并发症，给予相应的治疗。

210　体育锻炼对糖尿病有何益处？

非传染性慢性病的预防主要在于运动和良好的生活方式，而不是药物，对糖尿病的防治更是如此。

（1）运动可促进新陈代谢，增强体质，改善肌糖原的氧化代谢及心血管功能，减少糖尿病的心血管并发症；控制体重，减少胰岛素抵抗，提高胰岛素敏感性，降低胰岛素的用量。

（2）运动可促进葡萄糖代谢，促使肌肉和组织对糖的利用，从而降低血糖、减少尿糖。使肌肉更多地利用脂肪酸，降低血清三酰甘油（TG）、极低密度脂蛋白和低密度脂蛋白胆固醇（LDL-C），提高高密度脂蛋白胆固醇（HDL-C），增强脂蛋白酶活性，还可降低高血压。

适当的运动可降低血糖、血脂，提高胰岛素的敏感性，对糖尿病的预防和治疗有重要意义，但是要避免过度疲劳和紧张，以免引起糖原分解和糖异生增多，导致血糖升高。

运动除了对血糖的有益外，减轻体重和锻炼身体还可以改善高血压和动脉粥样硬化等心血管病风险因素，以及肥胖引起的其他疾病。如果能够做到长期坚持锻炼、减轻体重，是效价比最好的控制血糖的方法。

以下情况应避免运动：合并严重并发症，如急性感染，活动性肺结核，心、肾功能不全，酮症酸中毒者等。

应用胰岛素治疗的患者，运动时应注意低血糖的发生。

211　糖尿病运动治疗的原则是什么？

具有充沛体力活动的生活方式，可加强心血管系统的功能和体能感觉，改善胰岛素的敏感性，改善血压和血脂。经常性的运动可改善血糖的控制并减少降糖药物的用量。因此，运动治疗应成为所有糖尿病患者一个必不可少的方法。

运动治疗的原则是：适量、经常性和个体化。运动计划的制订要在专业医务人员的指导下进行。以保持健康为目的，体力活动为每日至少30分钟的中等强度活动，如慢跑、快走、骑自行车、游泳等。但是，运动项目要和患者的年龄、健康状况、社会、经济、文化背景相适应，即运动项目和运动量要个体化。运动的强度可根据运动1小时后的心率与预期最大心率间的关系（有自主神经病变者不适用）来估计，见下表。

运动强度和最大心率间的关系

强度	运动 1 小时后心率/最大心率（%）*
非常轻	<35
轻	35～54
中等	55～69
强	70～89
非常强	>90
最强	100

＊最大心率＝220－年龄

212 怎样保障糖尿病运动治疗的安全性？

运动治疗不应只强调运动的益处，还要注意和避免运动可能引起的危险，如运动有导致冠心病患者发生心绞痛、心肌梗死或心律失常的危险性，有增殖性视网膜病变的患者发生玻璃体积血的可能性，有神经病变的患者发生下肢（特别是足部）外伤的危险性。所以糖尿病患者在运动之前应做相应的检查。糖尿病运动治疗时应注意以下几点。

（1）运动与血糖变化：所有接受胰岛素和促胰岛素分泌剂治疗的糖尿病患者必须了解运动对血糖的急性影响。除在非常高的血糖水平（如＞15mmol/L）下，一般低到中等强度的运动在运动中和运动后都会降低血糖的水平，增加发生低血糖的危险。因此，应根据运动前后血糖的变化调整胰岛素和促胰岛素分泌剂的剂量，以及在运动前和运动中增加碳水化合物的摄入量。相反，高强度的运动可在运动中和运动后的一段时间内增高血糖水平，并有可能造成持续性的高血糖，在 1 型糖尿病患者或运动前血糖已明显增高的患者，高强度的运动还可诱发酮症或酮症酸中毒，因此应在血糖得到良好控制后进行运动。使用促胰岛素分泌剂和注射胰岛素的患者应避免空腹运动，运动的时间应在餐后 1 小时。此外，酒精可加重运动后发生低血糖的危险。

（2）运动与糖尿病的并发症：①血管疾病。有如下情况者，中等强度到高强度的运动有加重潜在心血管疾病的危险性，应在运动前对患者的心血管疾病进行评估。具体包括年龄＞35 岁，2 型糖尿病病程＞10年，1 型糖尿病病程＞15 年，有其他心血管疾病的危险因素，有微血管病变：增殖型视网膜病变、肾病（包括微量白蛋白尿），外周血管病变，自主神经病变。②外周血管疾病。根据病情不同，可以从事轻到中等强度的运动。③视网膜病变。有增殖型视网膜病变的患者不适合从事无氧运动、阻力运动、跳跃运动和包含憋气动作的运动。④肾病。可从事低到中等强度的运动。⑤神经病变。有保护性感觉丧失的患者应避免负重运动和需要足部反复活动的运动项目，如跑步机、长距离行走、慢跑、踏楼梯运动；可进行游泳、骑车、划船、坐在椅子上的运动、上肢运动和其他非负重运动。应注意运动时所穿鞋子的舒适性，在运动前后常规检查足部。

213　日间嗜睡与糖尿病风险增加有关吗？

既往有研究显示，人们可从短时间小睡中获益。而日本学者发现，日间过度嗜睡或睡眠时间过长，可能与 2 型糖尿病发生风险增加相关。

在自我报告严重日间嗜睡的人群中，2 型糖尿病风险增加 56%。日间"小睡"时间 > 60 分钟者，2 型糖尿病风险增加 46%，而日间"小睡"时间 < 60 分钟对糖尿病发生风险无影响。

研究者指出，在日间长时间"小睡"中，人体进入慢波睡眠，完成正常的睡眠周期，易导致睡眠惯性现象，令人感到头晕、失去方向感，甚至比"小睡"前更嗜睡。此外，阻塞性睡眠呼吸暂停等夜间睡眠紊乱也可导致日间嗜睡，而其与 2 型糖尿病有一些共同的危险因素，如超重及年龄等。

214　在家吃饭能够降低糖尿病风险吗？

2015 年美国的研究人员发现，在家吃饭或可帮助降低个体患 2 型糖尿病的风险。

研究者表示，相比每周在家吃午饭或晚饭次数低于 6 次的个体而言，每天都在家吃午餐和晚餐的个体（每周在家吃饭 11 ~ 14 次）患 2 型糖尿病的风险可能降低 13%。

2 型糖尿病是引发心脏病发生的主要危险因素，研究者并不知道包括早餐模式的足够信息，他们通过对 5.8 万名女性及 4.1 万名男性个体进行大量的数据分析，并且对这些个体进行了长达 36 年的追踪研究。

美国在过去 50 年里在餐馆用餐或点外卖的趋势不断增加，而与此同时患 2 型糖尿病的趋势也随之增加。研究初期，这些研究对象均未患糖尿病、心血管疾病及癌症；多项研究数据显示，在外吃饭尤其是吃快餐，与儿童及年轻人的饮食质量及体重增加直接相关。

研究人员对中年人和老年群体进行了长达 8 年的研究，结果发现，在家吃饭的个体或许和体重适度降低直接相关，而体重过重是个体患心血管疾病及 2 型糖尿病的危险因素。不过研究并没有明确表示每周在家应该吃多少次饭，只是表明经常在家吃饭或许可帮助降低 2 型糖尿病的风险。

215 控制糖尿病的关键问题是什么？

控制糖尿病的关键问题如下。

（1）对 2 型糖尿病的预防主要是控制可变性危险因素：①超重、肥胖；②缺乏运动；③既往有空腹血糖受损或（和）糖耐量受损史；④代谢综合征；⑤饮食因素；⑥周围环境；⑦炎症。预防的目标是 2 型糖尿病的高危人群或全体人群。

（2）高危人群干预策略：①高风险人群识别，如机会性筛查、问卷调查、腰围测量等。②风险度测量包括血糖、腰围、心血管疾病危险因素与家族史。③干预方式包括生活方式干预与药物干预。前者包括保持健康体重、低升糖指数饮食及坚持运动等。后者主要使用二甲双胍和阿卡波糖。

（3）预防方案：①鉴于中国人餐后血糖升高的特点，积极推广口服葡萄糖耐量试验（OGTT）进行高危人群的鉴别。OGTT 筛查可先从最重要的心血管疾病患者开始进行。②强调合理的饮食结构，限制高升糖指数饮食摄入。③考虑到医疗法规的现状及紧张的医患关系，加之干预需长期进行，选用安全性、有效性和心血管收益兼顾的药物显得尤为重要。建议使用阿卡波糖对糖尿病前期进行有效的药物干预。

216　什么是降糖药物的正确使用时间？

　　临床经常遇到一些糖尿病患者，他们虽然认真服用医生开具的降糖药物，但血糖控制始终不理想，忽高忽低，究其原因是服药的时间不恰当。降糖药物的种类不同，其作用机制也不一样，因此要求服药时间也有差别。

　　下面列举常见的几种降糖药物服用的时间，患者不妨对照一下正确的服药时间。

　　磺脲类降糖药：格列本脲、格列吡嗪、格列齐特及格列喹酮等，应在餐前 30 分钟服用。这样药效最强的时间恰恰是进食后血糖升高的时间，从而起到有效的降糖作用。格列吡嗪控释片、格列齐特（达美康）缓释片及格列美脲，每天 1 次服药可稳定控制 24 小时血糖，服药时间与进餐时间无关，但要求服药时间相对固定。

　　餐时血糖调整药：瑞格列奈和那格列奈起效快、作用时间短暂，餐前半小时或进餐后给药可引起低血糖，故应在餐前 10～20 分钟口服。

　　双胍类：很多患者服用二甲双胍（普通制剂和肠溶制剂）后胃肠道反应较重，故推荐服药时间为餐中或餐后。

　　α-糖苷酶抑制剂：阿卡波糖适用于空腹血糖正常而餐后血糖明显升高者。该类药需在用餐时即刻嚼服，才能起到较好的治疗作用。

　　胰岛素：短效胰岛素在注射后半小时开始起作用，2～4 小时左右最强，因此应在餐前 30 分钟使用。超短效胰岛素需就餐前即刻皮下注射。长效胰岛素一天注射一次，其注射时间与进食无关，只要求注射时间相对固定。

217　糖尿病患者应该怎么进行饮食治疗？

　　糖尿病患者的饮食治疗包括控制总热量、合理配餐、少量多餐、高纤维饮食、水果适时适量、限酒戒烟等。具体应该注意以下几点。

　　（1）总热量控制：糖尿病患者必须防止热量摄入过多，其总热量不仅包括主食，而且包括副食、烹调油和零食，因为后者也会在体内转化为血糖和血脂。每天的主食量一般不宜超过 400 g，但也不是越少越好，一般在 200 ~ 400 g 比较适宜（主食是指未经加工的生粮食）。

（2）配餐合理：保证各种营养成分比例适宜。主食应占总热量的 50% ~ 60%，蛋白质占总热量不超过 15%，脂肪占总量的 20% ~ 30%。为了保证优质蛋白的供应，每天要有一定量的牛奶、鸡蛋和瘦肉摄入。但为避免热量过多，肉食也要有所限制，一般各种肉食总量每天不超过 150 g。每天油脂的摄入量不宜过多，特别是动物脂肪，而应以植物油等不饱和脂肪酸为主。油脂提供的热量不应超过总热量的 30%，动物油提供的热量不应超过总热量的 10%。患者应尽量少吃油炸食品，以免热量过多。如果患者吃完这些食物仍感到饥饿，绿色蔬菜量不限。

（3）少量多餐：避免加重胰岛的负担，基本上要做到一天不少于三餐，一餐不多于 100g，避免一顿吃得过多。有些患者早上不吃早餐，中午极饿，不但吃了午餐，而且把早餐也"补回来"，主食一点儿也没少吃，由于午餐吃得太多，午餐后 2 小时血糖甚高，这种做法既没有少量，又不是多餐，血糖控制肯定也不理想。

（4）高纤维饮食：糖尿病患者应多吃些粗粮、干豆、绿色蔬菜，因这些食品含膳食纤维较多，有利于降低血糖，减轻体重，避免便秘。

（5）清淡饮食：在血糖控制的前提下，糖尿病患者可以吃水果，但以不太甜的水果为宜，而且最好不要正餐前后吃，以免增加一次进食量而升高血糖。可在午睡后或晚睡前作为加餐吃一个水果。如能吃完水果再查尿糖则更佳。为防止血压升高，糖尿病患者应低盐饮食。

（6）限酒戒烟：大量饮酒常会影响正常进食，引起血糖波动，增加脂肪肝发生。吸烟则害处更大，除一般的危害外，还可致糖尿病患者血管硬化，血液黏稠度加大，引起血管进一步收缩，很容易造成血管栓塞，故糖尿病患者一定要戒烟。

218 糖尿病患者应该怎么喝饮料？

按照糖尿病饮食治疗的原则，糖尿病患者可以喝以下饮料。

（1）水：糖尿病患者不可限制饮水。水对人体极为重要，几天不吃饭，人还可能勉强生存，要是几天不喝水，人将必死无疑。糖尿病患者水喝得多是因为患者血糖过高，必须增加尿量，使糖分从尿中排出，所以患者尿量增多；反之，因为尿量增多，身体内水分丢失过多又不得不喝。患者喝水多，是一种由于血糖过高引起的症状，是机体一种自我调节的措施。糖尿病患者如果限制喝水，势必造成血液浓缩，过多的血糖和血液中其他的含氮废物无法排出，这将引起严重后果。故糖尿病患者要经常注意补充水分，但对于肾脏功能不全，并伴有水肿的患者，要另作考虑。

（2）茶：糖尿病患者可以喝茶，这不仅可使患者补充足够的水分，还可从中获得多种营养成分，如茶碱、维生素和微量元素等，茶有提神、健脑、利尿、降压、降脂等多种功效。患者可根据自己的口味选择各种茶类，但睡前最好不要喝过浓的茶，以免影响睡眠。

（3）咖啡：咖啡也含有对人体有利的多种营养成分。我国原来饮用咖啡的人不多，但近年来有增加的趋势。糖尿病患者能喝咖啡，也可加餐时饮用。但要注意咖啡所含热量高于茶，如果再同时吃其他食物，往往不利于饮食控制。此外，喝咖啡时只能加甜味剂，不能加糖。

（4）牛奶和豆浆：因牛奶和豆浆都是糖尿病患者的良好饮料，同时富含各种营养成分，特别是大量的蛋白质，对糖尿病患者十分有利。牛奶还可补充钙质，这也对老年糖尿病患者特别是老年女性糖尿病患者十分有利。故提倡糖尿病患者喝牛奶或者豆浆。除不宜加糖饮用外，血脂高的患者最好喝脱脂奶；对于肾脏功能下降，血尿素氮升高的患者不宜多喝植物蛋白较多的豆浆。此外，酸奶也是一种乳制品，除了牛奶的一般作用外，对调节患者的胃肠功能有好处，但患者只能选用不含糖的酸奶，否则也会引起血糖波动。

（5）碳酸饮料：常见的碳酸饮料如可口可乐、雪碧等。这些饮料多含糖类，糖尿病患者不宜饮用，只能选择无糖饮料，才能避免血糖波动、摄入热量过多以及龋齿等情况的发生。鲜果汁及蔬菜汁两者都是糖尿病患者的良好饮品，富含多种维生素、微量元素和膳食纤维。但有些鲜果汁可能含糖量较多，不宜喝得太多。

219 糖尿病患者能喝牛奶吗？

奶类是营养价值最高的食品之一，其营养价值是其他任何食物所不能代替的，不论是健康人群还是患者，科学饮奶对强壮体质、维持营养平衡，都可起到重要的作用。

糖尿病患者是一个需要特殊照顾的群体，除了需要药物治疗外，饮食治疗也占有非常重要的地位。当饮食控制不好时，血糖就会升高，由于这种特殊原因，所以有人认为牛奶里含糖，不适合糖尿病患者饮用，这种观点是错误的。其实，牛奶仅含糖 3.4% 左右，含量并不高，只相当于某些蔬菜如圆白菜、菜花等的含糖量，且低于任何水果，对患者血糖影响不大。乳类中的碳水化合物主要是乳糖和半乳糖，有促进钙吸收的作用，这对于糖尿病患者是非常重要的。

乳类是动物性食品中唯一的碱性食物，对糖尿病患者是一个非常好的选择。糖尿病患者由于代谢紊乱，体内可产生一些酸性物质，而牛奶是碱性食物，所以具有使体液保持酸碱平衡的作用。营养师经常提醒糖尿病患者注意摄入一定量的碱性食物，牛奶就是其中的一种。

美英医学专家研究发现，糖尿病患者经常饮用牛奶，有助于疾病的治疗。高血糖、尿糖和渗透性利尿，会使患者体内大量钙质从尿中排出，从而导致血钙降低，而低血钙又会促进甲状旁腺发生继发性功能亢进，进而导致血钙降低。血钙降低的同时又抑制了钙离子对胰岛 β 细胞的刺激作用，从而使胰岛素分泌减少，这样形成恶性循环，进一步加重病情。

牛奶含钙丰富，且钙磷比例适宜，还含有一定量的维生素 D 和乳糖，这些都是有利于钙吸收的因素。所以糖尿病患者饮用牛奶，不仅不会加重病情，相反，还有助于补充体内钙的流失，减轻由于缺钙引起机体的恶性循环，同时为患者提供优质蛋白质。

220　糖尿病患者怎样合理饮奶?

糖尿病患者不但要饮奶，而且最好是每天的饮食中都要有一定量的牛奶。但是怎么喝奶，喝多少，这是十分重要的科学饮奶问题。那么，糖尿病患者如何饮用牛奶呢?

（1）成人糖尿病患者应该适度喝低脂牛奶，而儿童 1 型糖尿病患者应饮用全脂牛奶，2 型糖尿病伴有肥胖的患儿，应根据血脂的情况选择脱脂或半脱脂牛奶。

（2）糖尿病患者应选择纯牛奶或 AD 强化奶，饮用牛奶时不能加纯糖类，否则会导致血糖的迅速升高而加重病情，影响糖尿病的治疗效果。如需要调味，可用甜味剂代替蔗糖。

（3）糖尿病患者每天饮用牛奶的时间应根据各自的习惯而定。如在早晨饮用，应伴随进食谷类食品，以便起到营养素互补的作用，也有助于各种营养素的充分吸收。注射胰岛素治疗的患者，可在晚上睡前作为分餐饮用，但要从晚餐中扣除牛奶所含的蛋白质、脂肪、碳水化合物的摄入量，也可从全天供应量中扣除。对此，要遵从临床营养师的指导。

（4）糖尿病患者不能把牛奶当水喝，由于牛奶属蛋白质类食物，如大量进食，可使蛋白质摄入增加，使其所占每日总能量的比例过高，增加肾脏负担，埋下发生并发症的隐患。

（5）根据平衡膳食要求，每日饮奶量以 250～500 ml 较为合理。

（6）当糖尿病患者被查出肾脏并发症或肾功能减退时，应慎用牛奶，要由临床营养师做科学计算后再饮奶，不可随意饮用，否则就会加重病情。

221 糖尿病患者想吃糖该怎么办？

一般认为糖尿病患者不宜吃糖。正常人餐后血糖也会相应升高，但由于体内胰岛素水平也可随之升高，其血糖不至于过度升高。而糖尿病患者存在着胰岛素相对不足或者胰岛素绝对缺乏，血糖升高时没有能力相应调整并使之迅速降至正常水平，血糖升高对胰岛细胞有很大的毒性作用，可使胰岛素分泌功能下降，造成恶性循环，故糖尿病患者不宜吃糖。

血糖通常是指血液中的葡萄糖，而平常食物中的蔗糖、麦芽糖和果糖不是葡萄糖，糖尿病患者能否吃呢？从生物化学角度讲，蔗糖、麦芽糖和乳糖在体内的分解产物中都包含葡萄糖，所以，糖尿病患者都不能吃。而果糖虽不是葡萄糖，又能刺激胰岛素分泌，尽管有人认为糖尿病患者可以吃果糖，但果糖的结构和葡萄糖很接近，在体内能通过分子重排而转化为葡萄糖，所以，也不宜多吃。目前认为糖尿病患者不宜食用的食品包括白糖、红糖、冰糖、麦芽糖、水果糖、巧克力糖、蜂蜜（包括较大剂量的蜜丸中药）、蜜饯、含糖饮料、含糖糕点等。

糖尿病患者可以适当吃一些甜味剂，目前一些甜味剂能使糖尿病患者既能享受吃甜的乐趣，又能免除因吃糖而造成的血糖升高。甜味剂有甜味的口感，但不是糖类。食用甜味剂不会引起血糖波动，且不增加食用者热量的摄入，可以使患者避免体重增加、血脂紊乱、血黏稠度升高或龋齿加重等，因此不仅适用于糖尿病患者，而且适合于肥胖者和所有中年以上的人。目前糖尿病患者可用的甜味剂包括以下几类：①木糖醇，本品味甜而吸收率低，且它在体内的代谢过程不需要胰岛素参与，所以吃木糖醇后血糖上升速度远低于食用葡萄糖后引起的血糖升高。但木糖醇在肠道内吸收率不到20%，过多可引起腹泻。②甜叶菊类，本品是从一种甜叶菊中提取出的甜味剂，甜度比蔗糖高300倍，食用后不增加热量的摄入，也不会引起血糖的波动。③氨基糖或蛋白糖类，本品是由苯丙氨酸或天门冬氨酸合成的物质，是一种较新的甜味剂，甜度很高，对血糖和热量的影响不大。④果糖，是一种营养性甜味剂，吸入血液后能一定程度地刺激胰岛素的分泌，由于果糖代谢过程的开始阶段不需要胰岛素的作用，并且果糖的甜度很高，少量食用既可满足甜感，又不至于引起血糖的剧烈波动，但进食过多，还是会影响血糖。⑤糖精，是一种常用的甜味剂，完全不是糖类，甜度很高，但用量过大就会变苦，而且有害健康。

222 糖尿病患者能喝酒吗？

目前认为糖尿病患者要限制喝酒。一些人认为，喝酒可以少吃饭，有利于饮食控制，这是一种误解。还有部分人认为，酒精可起到活血化瘀的作用，对糖尿病患者的大血管病变有所改善。从理论上讲这种看法可能有一定道理，但总体来看，酒精对糖尿病患者是利少弊多。首先，糖尿病患者可能因饮酒而影响正规控制饮食。其次，酒精可使患者发生低血糖的概率增加，其原因可能由于每克酒精产热7kcal，患者可能因喝酒而减少饮食，但酒精的吸收和代谢较快，不能较长时间维持血糖水平，并且酒精本身也能刺激胰岛素的分泌，增强了胰岛素的作用。部分服用磺脲类降糖药的患者可能因饮酒而发生面部潮热，心慌气短等不良反应。此外，糖尿病患者饮酒也不利于控制血脂，还会引起脂肪肝甚至肝硬化。对于肥胖的糖尿病患者，饮酒还可使体重增加，还可能升高血尿酸，所以糖尿病患者不宜饮酒，更不能酗酒。

如果糖尿病患者已有饮酒的习惯，可以少量饮用啤酒（每天不超过300mL）或不甜的色酒（如干红、干白和黄酒）。饮酒时应以不影响正常进食，不引起不良症状为宜。少饮酒的原则包括不饮烈性酒，如各种白酒，不喝大量啤酒。每天喝少许干红或者干白葡萄酒，一般不超过200g，对人体还是有利无害的。所谓"干"就是不含糖的意思，如果葡萄酒含糖，这类酒就不适合糖尿病患者饮用。

223 饮酒对健康的影响怎样？

近日，加拿大、瑞典、中国等多国学者进行的一项研究发现，饮酒对于不同地区人群的影响有所差异。该研究中位随访4.3年，其中31%的参与者报告为当前饮酒者。分析显示，当前饮酒与心肌梗死风险降低有关，但与饮酒相关癌症和损伤风险增加有关。大量饮酒与死亡率增加相关。此外，研究发现，在高收入国家和中上收入国家，与不饮酒者相比，饮酒者中复合终点事件（指观察的所有主要不良事件的总和）风险降低，但在中低收入国家和低收入国家未发现该现象。

224 糖尿病患者为何要戒烟？

众所周知，吸烟危害健康，吸烟对糖尿病患者的危害更大。首先，烟碱会刺激肾上腺素分泌，而肾上腺素是一种兴奋交感神经并升高血糖的激素，可造成心动过速、血压升高、血糖波动，对患者十分不利。此外，对糖尿病患者威胁最大的就是血管病变，尤其是阻塞性血管病变。糖尿病患者血管内壁易于脂质沉积，血液黏稠度大，红细胞变形能力下降，容易发生血管阻塞。吸烟会造成血管进一步收缩，造成血栓，阻塞血管。因此，吸烟不仅可促进糖尿病的发生和发展，还会促进糖尿病大血管并发症的发生和发展，并与糖尿病微血管并发症相关，吸烟可加速糖尿病肾病的发生和发展，也是促使糖尿病患者早亡的主要原因之一。所以糖尿病患者一定不能吸烟。吸烟的糖尿病患者必须尽快戒烟。戒烟已成为现代糖尿病常规防治的重要组成部分。

吸烟还增加了心血管疾病、肿瘤、卒中及肺部疾病的危险，停止吸烟将降低这些疾病的危险性。

（1）戒烟干预：鉴于吸烟对糖尿病患者的危害性，因此，需对糖尿病患者开展广泛深入的宣传教育活动。采取积极有效的干预措施，说服糖尿病患者不吸烟及鼓励、帮助其戒烟。干预方式有行为重塑，包括自我教育（阅读、视听有关宣传资料）及个别和集体心理咨询。但最为有效的方法是保健人员或家属与吸烟者之间一对一的，或由多个保健人员组成的集体咨询。药物戒烟目前主要采用烟碱替代治疗，给药途径包括经口（口香糖式）、经皮（粘贴）及经鼻（气雾）3种。此外，抗抑郁药、可乐定及抗焦虑药也有应用。故推荐药物治疗与行为咨询相结合，以促进或推动戒烟。

（2）与戒烟相伴的问题是体重增加。美国国家营养与健康调查研究发现部分人停止吸烟后，体重轻度增加，但研究表明继续吸烟的危险远大于戒烟后体重增加的危险，可通过增加运动部分控制体重增加。吸烟者患抑郁症为非吸烟者的2倍，且女性高于男性，抑郁症也是导致戒烟失败的因素之一。

（3）关于糖尿病与戒烟的建议，评估吸烟状况与历史，所有保健人员均应劝说糖尿病患者不要吸烟，对21岁以下青少年及儿童更应坚持不懈，反复宣传，防止其吸烟。对吸烟的糖尿病患者，必须把戒烟咨询作为糖尿病防治的常规组成部分，以明确而强烈的言辞向每个吸烟者讲明吸烟对糖尿病增加的额外危险性，敦促其戒烟。对每个吸烟的糖尿病患者均应询问其是否愿意戒烟。如不愿戒烟，则与其讨论戒烟的必要性及继续吸烟的危害性，并鼓励其戒烟。当患者准备戒烟时，应予以帮助。如愿戒烟，根据患者意愿可进行简短强化的戒烟，或进行药物补充治疗。

225 为什么吸烟会增加患 2 型糖尿病的风险？

人们通常认为，吸烟会增加 2 型糖尿病的风险，但并不清楚其中的原因。近期，瑞典隆德大学的研究人员通过试验发现了一种可能的解释。这项研究是在老鼠和人类胰岛 β 细胞中进行的。研究人员指出，在胰岛 β 细胞中促进胰岛素分泌的受体很容易受到烟草中尼古丁的影响，也就是说，该受体是一种尼古丁敏感性受体，吸烟会导致该受体的数量下降。为此，他们首次报道了尼古丁敏感性受体对于胰岛 β 细胞功能的重要意义，即缺乏该受体的人将面临更高的 2 型糖尿病风险。进一步研究显示，胰岛 β 细胞中一种叫 *MafA* 的基因控制着尼古丁敏感性受体的数量和受体接收中枢神经系统信号的能力。该基因异常会直接导致 β 细胞的胰岛素分泌减少，增加 2 型糖尿病的患病风险。

226 糖尿病家庭护理原则如何？

糖尿病是一种常见的慢性、内分泌代谢性疾病，需要终生治疗，除特殊情况需要住院外，绝大部分时间都可在家中。因此，糖尿病的家庭护理对病情的影响非常重要，是每个糖尿病患者家属必须掌握的基本常识。

（1）首先要了解糖尿病的临床表现，典型症状可概括为"三多一少"，即多尿、多饮、多食、体重减轻。早期轻度的糖尿病，尤其是 2 型糖尿病往往缺乏典型的临床表现，早期发现主要依靠实验室检查。此病可见于少年、青年和中年，2 型糖尿病更多见于中、老年人，也可见于中年或青少年，而且有青少年发病率增加的趋势。

（2）帮助患者及其家属掌握有关糖尿病危害和治疗的基本知识，既要使患者引起足够的重视，又要鼓励患者树立战胜疾病的信心。

（3）指导患者及其家属学会尿糖定性试验（家庭常用试纸法）和指尖测血糖法，还要让患者及家属掌握低血糖和酮症酸中毒的表现和处理方法，如出现疲乏、饥饿感、心慌、出汗时，表明为低血糖反应，可口服糖水或其他易消化、吸收的食物；如出现食欲减退、恶心、呕吐、嗜睡，呼吸加快、加深，呼气呈烂苹果气味及脱水等酮症酸中毒表现，及时送医院处理。

（4）了解饮食治疗的目的，掌握饮食治疗的具体措施，按规定热量定时进食，注重平衡膳食，避免偏食、多食，以清淡饮食为主，使菜谱多样化，多食蔬菜，合理搭配淀粉、脂肪和蛋白质。

（5）了解各种降糖药及胰岛素治疗的注意事项，观察药物疗效及副作用，对接受胰岛素治疗的患者，帮助患者及其家属学会胰岛素注射技术，掌握用药方案，观察常见反应。

（6）定期门诊复查，平时单独外出时注意随身携带糖尿病治疗情况卡及家属联系方式。

（7）注意各种并发症的发生，保持皮肤清洁，尤其是足部、口腔、阴部的清洁，预防各种感染，并及时发现和及时治疗。避免精神创伤及过度劳累。

（8）调整生活规律，在病情允许的情况下，按时起居，坚持适当的活动，这不但有利于控制糖代谢，还有利于血脂和血压的调整。每周按时测量体重，作为计算饮食和观察疗效的依据。注射胰岛素的老年人，应避免在胰岛素作用高峰时间进行活动，以免发生低血糖。

（9）要特别注意双脚护理，避免穿紧袜子和硬底鞋，以免发生足部溃疡进而发展成坏疽。并注意每日检查足部皮肤颜色，有无水泡、破损，发现异常及时处理。用温水洗脚或泡足（切忌过热），擦干并做足部按摩，以促进血液循环。避免用频谱仪等做足部治疗，以免烫伤。修剪指（趾）甲切忌太短，自己不要修剪鸡眼与胼胝（茧子），以免造成感染。